U0741503

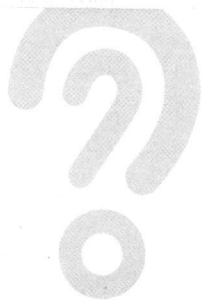

高血压指南
临床实践 100 问

主　编◎张宇清

中国健康传媒集团
中国医药科技出版社

内 容 提 要

本书围绕《中国高血压防治指南（2024年修订版）》收集了在临床诊疗实践中的疑惑100问，并针对这100个问题邀请全国知名专家进行详细解答，内容包括血压测量与诊断性评估、降压治疗策略、降压治疗目标、高血压非药物治疗、高血压药物治疗、高血压器械治疗、特殊人群高血压处理、高血压合并临床疾病、难治性高血压与继发性高血压、高血压患者危险因素管理及随访等10个方面。本书可为临床医生规范化遵循使用《中国高血压防治指南（2024年修订版）》提供帮助。

图书在版编目（CIP）数据

高血压指南临床实践100问 / 张宇清主编 . — 北京：中国医药科技出版社，2024.9. — ISBN 978-7-5214-4832-0

Ⅰ . R544.1-62

中国国家版本馆 CIP 数据核字第 2024ET2438 号

美术编辑　陈君杞
版式设计　也　在

出版　**中国健康传媒集团** | 中国医药科技出版社
地址　北京市海淀区文慧园北路甲 22 号
邮编　100082
电话　发行：010-62227427　邮购：010-62236938
网址　www.cmstp.com
规格　880 × 1230 mm $^1/_{32}$
印张　4 $^1/_8$
字数　91 千字
版次　2024 年 9 月第 1 版
印次　2024 年 9 月第 1 次印刷
印刷　河北环京美印刷有限公司
经销　全国各地新华书店
书号　ISBN 978-7-5214-4832-0
定价　**35.00 元**

获取新书信息、投稿、为图书纠错，请扫码联系我们。

编 委 会

主　编　张宇清　中国医学科学院阜外医院

编　委　（按姓氏拼音排序）

邓宇晓　南昌大学第一附属医院

蒋卫红　中南大学湘雅三医院

李　莉　首都医科大学附属北京同仁医院

刘　敏　河南省人民医院

舒　燕　四川省人民医院

王琼英　兰州大学第二医院

喜　杨　北京大学人民医院

许建忠　上海交通大学医学院附属瑞金医院

祖凌云　北京大学第三医院

前　言

2024 年 8 月,《中国高血压防治指南（2024 年修订版）》（以下简称"指南"）正式发布,由我国高血压领域多个学术团体及专家学者组成的中国高血压防治指南修订委员会,在 2018 版指南的基础上,历时约 3 年修订而成。其充分体现了近年高血压领域的防治理念、现行政策与防治方法的进展,既具有中国特色,又在学术层面与时俱进,是一部兼具实用性和教育性的指导性文件。

《高血压指南临床实践 100 问》是一本高血压管理问答合集,同时作为最新高血压指南的辅助工具,面向高血压及相关学科临床医生,为其解答临床实践中遇到的相关疑问,内容涵盖血压测量、诊断性评估、降压治疗以及特殊人群高血压的处理等。书中的 100 个问答精选自全国 204 名年轻医生提出的临床实际困惑及答疑,另有 96 名高血压专家对这些问答进行精解,最终再由编委会进行终审、编订成册,从而保证了内容的准确性和对临床的适用性。

本书不仅提供了针对临床问题的解答,还附有详细的解释和建议,便于医务工作者更好地理解及应用,帮助处理高血压及相关临床情况。这是一本为高血压及相关学科医生"量身定制"的实用手册,旨在帮助医生找到规范化和个体化的治疗方案,更好地管理高血压患者。希望医务工作者基于此进行互动

1

和分享，可以提出新的问题，也可以针对现有的问题解析发表见解，专家编委团队将给予反馈，以期为学习指南、应用指南提供帮助。

由于编写时间紧迫，书中难免存在疏漏之处，恳请读者不吝赐教，以便今后再版时修正。

编者

2024 年 8 月

目　录

第一章
血压测量与诊断性评估

第二章
降压治疗策略

第三章
降压治疗目标

第四章
高血压非药物治疗

第五章
高血压药物治疗

第六章
高血压器械治疗

第七章
特殊人群高血压处理

第八章
高血压合并临床疾病

第九章
难治性高血压与继发性高血压

第十章
高血压患者危险因素管理及随访

第一章
血压测量与诊断性评估

1 房颤伴快速心室率的患者如何测量血压才能更准确

　　心房颤动（简称房颤）患者由于心室率不规律而导致动脉内压明显波动，心室充盈的时间长短和血压有密切相关性，较长的 R-R 间期后的心搏有较高的动脉内压力，而较短的 R-R 间期后的心搏伴有较低的动脉内压力，有时甚至低到无法测量。因此，对于房颤合并高血压患者，尤其是心室率偏快的房颤患者，相关指南指出，无创性血压测量可在房颤患者中获得有效估计血压，测血压时应当连续测量 3 次以提高血压评估的准确性，每次间隔 1min，并使用 3 个读数的平均值作为参考值。

　　对于血压计的选择，研究显示，与有创测量动脉压力相比，听诊法所测得的房颤患者收缩压和舒张压均偏低，利用电子血压计测量法（示波法）连续测量 3 次的收缩压平均值与有创动脉压接近，但稳定性欠佳，易受患者心室率快慢的影响。研究同时发现，当房颤患者心室率在 60~100 次 /min 时，动态血压监测（示波法）与窦性心律时数据相似，而当心率大于 100 次 /min

时，两者血压差异则较为显著。临床医生可以参照房颤患者的心室率（听诊 30~60s）和 3 次血压测量的脉率变异性，评价示波法收缩压测值的准确性。当心室率小于 100 次 /min，而且 3 次测量时脉率变异性小于 10 次 /min，则示波法测得的收缩压读数具有较高的可靠性。

2 诊室血压和家庭自测血压总是差别很大，怎样从设备选择和测量方法上提高血压测量的准确度

在高血压的诊治与管理中，除了测量诊室血压、进行动态血压监测（ABPM）外，还建议患者进行家庭血压监测，提高家庭自测血压测量的准确度可以为临床诊治提供更好的参考。

（1）设备选择

①建议选择按照标准方案进行过准确性临床验证的上臂式示波法全自动电子血压计。通过临床验证的血压计可在相关网站（www.stridebp.org）查询。

②根据上臂周径选择大小合适的袖带。目前，大部分电子血压计均配置了适用于大多数测量者的标准袖带（上臂臂围＜ 32cm）和供上臂臂围较大者使用的大袖带（上臂臂围≥ 32cm）。如果为儿童、青少年或其他上臂过细者测量血压，应选择小袖带。

（2）测量方法

高血压患者家庭血压监测应在早、晚各测量 2~3 次，每次间隔 1min，取平均值。初诊、治疗早期或虽经治疗但血压尚未达标者，应于就诊前连续测量 5~7 天；血压控制良好时，每周至少测量 1 天。早上血压测量应于起床后 1h 内进行，并在服用降压药物、早餐、剧烈活动之前。晚间血压测量宜于晚饭后、上床睡觉前进行。

（3）测量注意事项

①在有靠背的椅子上坐位休息至少 5min 后开始测量血压。

②测量血压时，将捆绑袖带一侧的前臂放在桌子上，捆绑袖带上臂的中点与心脏处于同一水平，双腿放松、落地。

③不论早上还是晚上，测量血压前均应注意排空膀胱。

④为了确保家庭血压监测的质量，血压监测期间应记录起床时间、上床睡觉时间、三餐时间及服药时间。

3 高血压患者如何在家定期进行血压监测

①建议高血压患者定期进行家庭自测血压，以了解自己的血压水平，还可以鉴别白大衣性高血压和发现隐蔽性高血压。

②为保护环境，应逐步淘汰水银血压计，推荐使用经国际标准认证的上臂式电子血压计。

③家庭血压监测时，应每日早、晚测量血压，测量前应坐

位休息 5min，测量 2~3 次，每天间隔 1min。

④初诊患者，治疗早期或虽经治疗但血压尚未达标患者，应于就诊前连续测量 5~7 天；血压控制良好时，每周至少选 1 天测量。

⑤通常，早上血压测量应于起床后 1h 内进行，并在服用降压药物、早餐、剧烈活动之前。考虑到我国居民的晚饭时间较早，因此建议晚间血压测量于晚饭后、上床睡觉前进行。不论是早上还是晚上，测量血压前均应注意排空膀胱。

⑥为了确保家庭血压监测的质量，血压监测期间应记录起床时间、上床睡觉时间、三餐时间及服药时间。

4 隐蔽性高血压如何诊断？隐蔽性高血压患者诊室血压正常的可能机制是什么

诊室血压正常，而 24h 动态血压升高（24h 平均血压 ≥ 130/80mmHg 或白天血压 ≥ 135/85mmHg 或夜间血压 ≥ 120/70mmHg）和（或）家庭血压升高（ ≥ 135/85mmHg），可定义为隐蔽性高血压。

在临床上，对所有诊室血压正常患者进行隐蔽性高血压筛查并不现实。因此，推荐针对隐蔽性高血压的高危人群进行筛查，如男性、超重或肥胖、吸烟者，以及合并代谢综合征、慢性肾脏病患者等。对于诊室血压处于正常偏高水平，但已出现明显的靶器官损害，而又无其他明显的心脑血管疾病危险因素者，需考虑进行 24h ABPM 筛查隐蔽性高血压，以免漏诊。

隐蔽性高血压患者诊室血压正常或偏低的可能原因有以下几方面。

①老年高血压患者，餐后可能出现血压降低现象。

②生活及工作高压力人群，日常血压会升高，但院内检查往往无法发现其高血压情况。

③吸烟者、过度酗酒者，血压波动大。

④日间运动耐力减低的肥胖患者，在院内检查往往仅诊断为高血压前期。

⑤血压变异性增大的老年患者，一般以男性为主。

⑥存在导致夜间高血压的疾病或生活习惯的患者，如代谢综合征、糖尿病、慢性肾病、睡眠不足及阻塞性睡眠呼吸暂停综合征（OSAS）。

5 什么是清晨高血压？清晨高血压和血压晨峰有什么区别

清晨血压指清晨醒后 1h 内、服药前、早餐前的家庭血压测量结果或动态血压记录的起床后 2h 的血压。清晨血压在一定范围的升高属生理现象。

如果家庭血压测量或 ABPM 清晨血压 ≥ 135/85mmHg 即定义为清晨高血压，不论其他时段血压是否升高。

清晨高血压可分为血压晨峰型（以清晨血压大幅度升高为特征）及夜间和清晨持续性高血压（夜间至清晨持续性高血压，血压节律为非勺型或反勺型）两种类型。这两种类型的清晨高血压都会增加发生心血管疾病和肾脏疾病的风险。

血压晨峰是评估清晨血压升高的另一个常用指标，是指夜间睡眠时段至晨起血压的上升幅度。其通常用清晨血压与夜间最低血压的差值，或觉醒起床前后的血压差值来表示，分别称为睡眠 - 谷血压晨峰或觉醒晨峰。虽然血压晨峰与心血管事件的发生密切相关，但目前尚无统一的定义和计算方法，也无公认的血压晨峰正常值，加之需要使用 24h ABPM 来诊断评估，评估结果重复性较差，难以广泛用于临床实践。

与血压晨峰相比，清晨高血压有统一的诊断标准，可通过家庭血压测量、24h ABPM 等方法进行诊断评估，操作简便易行，可在临床工作中广泛使用。建议将清晨血压作为 24h 血压控制的窗口。

6 夜间高血压的定义为夜间睡眠状态动态血压 ≥ 120/70mmHg，该血压是指单次血压，还是指夜间某一时间段的平均血压

夜间高血压定义中表述的血压是指采用 24h ABPM 的整个夜间时段的平均血压。可以将动态血压当天患者记录的睡眠时段定义为夜间时段。若无作息时间记录，也可以短时钟定义的方法作为夜间时段，如将 23：00~5：00 作为夜间时段。夜间高血压的诊断标准如下。

①夜间高血压：夜间平均收缩压 ≥ 120mmHg 和 / 或舒张压 ≥ 70mmHg。不论其血压节律为勺型或非勺型，以及白天血压

如何。

②单纯夜间高血压：指夜间平均收缩压/舒张压≥120/70mmHg，但白天平均收缩压/舒张压<135/85mmHg。

③未控制的夜间高血压：指对于已接受降压药治疗的高血压患者，夜间平均收缩压/舒张压≥120/70mmHg，但白天收缩压/舒张压<135/85mmHg。

7 如何检出夜间高血压？怎么治疗

（1）夜间高血压的检测方法

24h ABPM是夜间高血压临床诊断的标准方法。其检测注意事项如下。

①可以将ABPM当天患者记录的睡眠时段定义为夜间时段。若无作息时间记录，也可以短时钟定义的方法作为夜间时段，如将23：00~5：00作为夜间时段。

②夜间时段每30min测量1次血压，最少有7个有效读数是ABPM夜间血压测量质量合格的标准；如果条件允许，最好3~6个月或更短时间内重复进行一次24h ABPM，以明确诊断，尤其是对于监测当天睡眠不佳的患者。特殊情况下，如血液透析的患者，建议进行44~48h ABPM。

（2）夜间高血压的易患人群

高盐膳食者、老年人、肥胖者，糖尿病、慢性肾脏病

（CKD）、OSAS、睡眠障碍及继发性高血压者等夜间高血压易患人群，应重点筛查。

（3）夜间高血压的治疗

原则上，应将夜间高血压患者的夜间平均血压控制在120/70mmHg 以下，并结合个体情况选择能有效降低夜间血压的治疗策略。改善夜间高血压的方法包括以下几方面。

①去除诱因，积极治疗原发病。

②生活方式改变与药物及其他治疗措施并举。

③采用长效降压药足剂量或联合治疗控制夜间高血压。建议使用氨氯地平、培哚普利、替米沙坦等长半衰期降压药，或硝苯地平、美托洛尔、多沙唑嗪等控释制剂，足量应用或两种及多种药物联合治疗，以实现白天、夜间及 24h 血压控制。

8 评估长期血压管理效果的重要指标有哪些

长期血压管理需要长期稳定的血压控制达标，以减少高血压对靶器官的损害，降低发生心血管事件的风险。评估长期血压管理的重要指标有长时血压变异性（BPV）和血压目标范围内时间（TTR）。

（1）长时血压变异性（BPV）

长时 BPV 是指星期 - 星期、月 - 月、季 - 季、年 - 年的血压变异，包括随诊间 BPV 及季节性的血压变化，可评估长期血压管理的效果。VALUE 研究结果显示，随诊间收缩压变异性升高可增加发生心血管事件的风险，收缩压标准差每增加 5mmHg，死亡风险增加 10%（HR=1.10，95%CI 1.04~1.17，P=0.002）。

（2）血压目标范围内时间（TTR）

TTR 指在随访期间内患者血压处于治疗目标范围内的时间。TTR 既可以反映长期随访期间的平均血压达标情况，又可以评估血压变异程度。一项纳入 943 例中国高血压患者的研究显示，在 15 年随访期间，心血管事件的发生率随收缩压 TTR 的增加而递减。TTR 每增加 1 个标准差，心血管事件的发生风险降低 25.4%。

9 临床中表现为低血钾的高血压患者，考虑哪些疾病及鉴别诊断

临床遇到高血压合并低血钾的高血压患者，应先明确临床是否存在低血钾的病因和诱因，如腹泻、呕吐及应用排钾类利尿剂等。排除相关病因和诱因后，应进行继发性高血压的病因筛查，主要考虑内分泌相关疾病和遗传性疾病，首先进行肾素和醛固酮检测，根据肾素和醛固酮检测结果分为以下 4 种情况。

肾素和醛固酮水平	病理机制	疾病	其他表现
高肾素、高醛固酮	继发性醛固酮增多症	肾动脉狭窄、肾素瘤、服用避孕药及雌激素	
低肾素、高醛固酮	原发性醛固酮增多症	醛固酮瘤、原发性肾上腺皮质增生、家族性醛固酮增多症、分泌醛固酮的肾上腺皮质癌、特发性醛固酮增多症、异位醛固酮分泌瘤	
低肾素、低醛固酮	上皮钠离子通道（ENaC）基因突变致 ENaC 活性增加	假性醛固酮增多症（Liddle 综合征）	常染色体显性遗传等单基因遗传疾病
	11β 羟化酶缺乏症和 17α 羟化酶缺乏症	先天性肾上腺皮质增生症（CAH）	性发育异常
	含甘草类药物摄入过多	获得性表观盐皮质激素过多综合征	
肾素正常、醛固酮正常		库欣综合征	

10 高血压心脏受累的表现是否一定与其他器官如眼底、肾脏受累同时发生

高血压心脏受累的表现与长期的高血压负荷有关，但与其他器官的受累无明显相关性。高血压的靶器官损害以及相关并发症的发生有明显的个体差异。高血压心脏受累的表现主要有

以下三方面。

（1）左心室肥厚（LVH）

LVH 既是高血压心脏方面的相关靶器官损害，也是高血压性心脏病的病理基础，同时还是心力衰竭的一个强有力的预测因子。长期高血压 - 左心室肥厚 - 心力衰竭构成一条重要的事件链。LVH 在高血压发病后的不同时间内都有一定的发生率。

（2）心力衰竭

长期和持续的高血压最终导致心力衰竭，主要出现的是射血分数保留的心力衰竭。如果合并冠状动脉粥样硬化性心脏病（简称冠心病）、心肌梗死，也可以发生射血分数减低的心力衰竭。

（3）心房颤动

高血压是房颤发生的重要因素。高血压 - 心房颤动 - 脑栓塞可构成一条重要且易被忽视的事件链。

11 进行高血压分级时，根据就诊时诊室血压还是既往最高诊室血压，或是近期家庭自测血压？心血管风险分层时也要根据血压水平，该血压水平又指什么

诊室血压、家庭血压和动态血压水平均可作为高血压诊断的依据。不能仅凭单次测量的诊室血压值或单日测量的家庭血压值诊断高血压。诊室血压和家庭血压测量应做到规范化，未规范化测量的血压值不应作为高血压诊断依据。采用诊室血压诊断高血压时，需要非同日 3 次规范化测量诊室血压，取 3 次测量的血压平均值。采用家庭血压诊断高血压时，需连续 5~7 天规范化测量，取所有测量血压读数的平均值。

心血管风险分层参考的是诊室血压数值，与诊室血压对应的家庭血压和动态血压数值，请参考指南。如果初诊诊室血压超过 180/110mmHg，且合并靶器官损害，可以根据这一次血压值确立高血压的诊断和血压分级。

12 平时血压正常或 1~2 级高血压患者，在某些应激状态下或外科围手术期血压监测高于 180/110mmHg，此后血压仍然正常或为 1~2 级血压水平，该如何诊断及危险分层

高血压患者在一天中的血压数值不是恒定不变的，如在安静或夜间休息状态下血压会相对偏低，而在白天工作、活动或受到某些刺激时血压会升高。对于处于应激状态或因即将接受外科手术的高血压患者，常常因术前焦虑和术后疼痛导致围手术期血压增高，有些患者血压表现为一过性增高，经积极对症处理后血压很快回到原来的基线，这类患者的血压水平与危险分层不变；如果患者血压持续升高且伴有相关症状，经评估后需通过药物干预才能降低，则该患者的血压水平以升高的血压数值作为其血压水平分级的标准，其危险分层也随之发生相应变化。临床上针对这类患者，积极处理导致血压异常升高的诱因（调整情绪、改善睡眠、镇静止痛等），有助于将其血压尽快降到原来的基础水平。

13 高血压患者的低血压状态，考虑与哪些因素有关

①考虑患者是否存在降压药物的不合理搭配，特别是起始药物剂量过大时，容易导致降压幅度过大而使血压偏低。

②考虑患者是否合并较严重的临床情况，如严重的感染，因呕吐、腹泻或失血导致的低血容量，食物或药物过敏，疼痛刺激，终末期心力衰竭，心源性休克等。

③应兼顾分析一些可能的生理性因素，如季节更替、天气回暖、高热环境或运动后大量出汗等。

④老年人需谨防发生餐后低血压及体位性低血压。

14 什么是体位性低血压？体位性低血压为什么要测量立位性血压？哪些药物能引起体位性低血压

体位性低血压，又称直立性低血压，是指从平卧位突然转为直立位时发生的血压突然下降的现象，可以出现头晕、黑矇、晕厥等不适，也可以没有症状。通常认为，站立后 30s 至 3min 内收缩压较平卧位时下降 20mmHg 或舒张压下降 10mmHg 即为体位性低血压。

容易引起体位性低血压的药物有以下三种。

①降压药物：以 α 受体阻滞剂最为常见。

②镇静类药：以氯丙嗪最多见。

③血管扩张药：如硝酸甘油等。

参考文献

［1］Muntner P, Shimbo D, Carey RM, et al. Measurement of blood pressure inhumans：A scientific statement from the Americanheart Association ［J］. Hypertension, 2019, 73（5）：e35-e66.

［2］赵连友，孙英贤，苏海，等. 心房颤动患者无创性血压测量问题的中国专家共识［J］. 中华高血压杂志, 2022, 30（10）：909-914.

［3］中国高血压联盟《家庭血压监测指南》委员会. 2019 中国家庭血压监测指南［J］. 中国循环杂志, 2019, 34（7）：635-639.

［4］潘态，余明众，蔡晓琪，等. 隐匿性高血压的复杂机制［C］.// 第 19 届中国南方国际心血管病学术会议论文集. 2017：154-157.

［5］中国高血压联盟《动态血压监测指南》委员会. 2020 中国动态血压监测指南［J］. 中国医学前沿杂志（电子版），2021, 13（3）：34-51.

［6］中国高血压联盟《高血压患者高质量血压管理中国专家建议》委员会. 高血压患者高质量血压管理中国专家建议［J］. 中华高血压杂志, 2024, 32（02）：104-111.

［7］中华医学会心血管病学分会高血压学组. 清晨血压临床管理的中国专家指导建议［J］. 中华心血管病杂志, 2014, 42（9）：721-725.

［8］中国高血压联盟《夜间高血压管理中国专家共识》委员会. 夜间高血压管理中国专家共识［J］. 中华高血压杂志, 2023, 31（7）：610-618.

［9］国家卫生健康委高血压诊疗研究重点实验室学术委员会. 高血压患者中原发性醛固酮增多症检出、诊断和治疗的指导意见［J］. 中华高血压杂

志，2021，29（6）：508-518．

［10］中华医学会内分泌学分会．原发性醛固酮增多症诊断治疗的专家共识（2020 版）［J］．中华内分泌代谢杂志，2020，36（9）：727-736．

［11］孙宁玲，施仲伟，霍勇，等．高血压合并左心室肥厚诊治专家共识［J］．中华心血管病杂志（网络版），2019，02（1）：1-5．

［12］中国高血压防治指南修订委员会，高血压联盟（中国），中国医疗保健国际交流促进会高血压分会．中国高血压防治指南（2024 年修订版）［J］．中华高血压杂志，2024，32（7）：603-700．

［13］中华医学会心血管病学分会肺血管病学组，中华心血管病杂志编辑委员会．中国肺高血压诊断和治疗指南 2018［J］．中华心血管病杂志，2018，46（12）：933-964．

［14］Wieling W，Kaufmann H，Claydon VE，et al. Diagnosis and treatment of orthostatic hypotension［J］．Lancet Neurol，2022，21（8）：735-746．

第二章
降压治疗策略

15 初诊高血压患者启动药物治疗的时机如何判断

高血压的危害取决于血压升高，患者所合并的其他心血管病危险因素、靶器官损害，以及心、脑、肾和血管并发症。因此，高血压患者需基于血压水平和心血管风险来判断启动降压治疗的时机。对于初诊高血压患者或正常高值血压者，应在生活方式干预的同时评估心血管危险因素、靶器官损害及临床并发症，进行心血管风险分层。

（1）收缩压/舒张压≥160/100mmHg的高血压患者，应立即启动降压药物治疗。

（2）收缩压/舒张压为140~159/90~99mmHg的高血压患者，心血管风险为中危及以上者应立即启动降压药物治疗；低危者可改善生活方式4~12周，如血压仍不达标，则尽早启动降压药物治疗。

（3）收缩压/舒张压为130~139/85~89mmHg的正常高值人群，心血管风险为高危和很高危者应立即启动降压药物治疗；

低危和中危者，目前没有证据显示可以从药物降压治疗中获益，建议继续进行生活方式干预。

16 对于无靶器官受损及并发症的原发性高血压，可否单纯通过改善生活方式使1级高血压恢复至正常血压水平

所有高血压患者都应采用生活方式干预，包括减少钠盐摄入、增加钾摄入、合理膳食、控制体重、不吸烟、限制饮酒、增加运动、保持心理平衡、管理睡眠等。收缩压/舒张压为140~159/90~99mmHg 的 1 级高血压患者，心血管风险为中危及以上者应立即启动降压药物治疗；低危者可改善生活方式4~12周，如血压仍不达标，则尽早启动降压药物治疗。

17 血压受情绪影响明显，动态血压显示一天中血压波动很大，收缩压在120~180mmHg 之间波动的患者，应如何选择降压方案

这类患者在临床中比较常见。情绪问题伴发的血压升高可表现为血压波动大或血压难以控制，而血压波动大亦可加重患者的情绪不稳定与焦虑。因此，要注意排查导致血压波动大的

其他因素，如是否存在继发性高血压（嗜铬细胞瘤、甲状腺功能异常等）的可能。

对于这类患者，如果客观检查结果无法解释患者的症状，可考虑采用精神心理测评工具及客观评估手段评估有无精神心理问题，并结合病史、血压测量、精神压力评估等，综合诊断是否为精神压力相关的高血压。

如根据动态血压结果可以诊断为高血压（24h 平均血压＞130/80mmHg，或白天平均血压≥ 135/85mmHg，或夜间平均血压≥ 120/70mmHg），则应开始常规降压治疗，包括常规降压药物治疗和生活方式干预（限盐、戒烟、限酒、控制体重、均衡营养、充足睡眠及运动疗法等）。对于精神压力相关的高血压患者，注意中枢类降压药物如可乐定、利血平、甲基多巴可能引起抑郁等精神心理问题，应慎用。如根据动态血压结果无法确诊高血压，则建议在生活方式干预的基础上同时进行心理疏导（如情绪释放减压疗法、音乐疗法、正念、生物反馈认知行为治疗等）。

另外，可以对患者进行精神压力评估。通过患者的主诉和量表（量表包括焦虑抑郁评估、工作压力和睡眠方面的评估等），对患者的精神压力进行量化评估。根据评估结果进行心理疏导和制定药物治疗方案（如抗焦虑抑郁药、镇静安神药等）。

18 合并焦虑抑郁、失眠等精神疾病患者，血压常波动较大，可能会有短时间内骤然增高，如何更好地调整降压方案及其他药物治疗方案

对于这类患者，通常需要完成精神症状评定量表进行准确评估，选择更为合适的精神类药物以及改善睡眠的药物。在对原发疾病治疗的同时进行 24h ABPM，对其血压升高的幅度及时间进行评估，并根据其靶器官损害情况选择合适的长效制剂。降压药物选择上，推荐使用钙通道阻滞药（CCB）、血管紧张素转换酶抑制剂（ACEI）和血管紧张素Ⅱ受体阻滞剂（ARB）。亲脂性高的 β 受体阻滞剂、中枢神经抑制剂类降压药物，应尽量避免用于合并抑郁状态和抑郁症的高血压患者。精神类药物中，去甲肾上腺素再摄取抑制剂（SNRI）类抗抑郁药文拉法辛可升高血压，度洛西汀可引起体位性低血压；选择性 5- 羟色胺再摄取抑制剂（SSRI）类抗抑郁药艾司西酞普兰，可引起体位性低血压；氟西汀和氟伏沙明为 CYP4503A4 酶抑制剂，可升高部分降压药的血药浓度，增强降压作用，使用时应该注意监测血压。

19 住院患者更应该关注快速降压还是长期获益？血压降到目标值后是否需要调整用药方案

大部分住院患者更应该关注长期获益。由于高血压患者已经适应了稍高的血压，此时如果快速降压，则会导致不适，对于老年人甚至会造成脑供血不足，所以不宜快速降压。对大多数高血压患者而言，应根据病情，在 4 或 12 周内将血压逐渐降至目标水平。对于年轻、病程较短的高血压患者，降压速度可稍快；老年、病程较长、有合并症且耐受性差的患者，降压速度可稍慢。

高血压治疗的最终目标是保护靶器官，减少因长期高血压导致的心脑血管事件的发生。目前多使用长效降压药，目的就是实现长期平稳降压，而且服药次数较少，可以提高患者的依从性。但是，如果出现高血压急症，如高血压合并心绞痛、心肌梗死、心力衰竭、主动脉夹层等，则必须迅速降压，一般需要静脉降压才能使疾病风险降到最低。

待血压降到目标值后，需要加强监测血压、心率、肾功能、电解质等指标，以及药物相关不良反应，如都很稳定，一般不建议更换药物。

20　如果患者按医嘱服药过程中发现清晨血压控制不达标，而夜间血压偏低，这种情况应怎样选择降压治疗方案

清晨高血压在老年人、高盐摄入者中多见，还可见于吸烟、饮酒、代谢综合征、糖尿病及精神焦虑者。对于已经接受降压治疗的患者，除了上述危险因素外，更多的是由于血压管理不足所致，如所使用的降压药无法有效控制 24h 血压及清晨血压，包括使用中短效药物剂量不足等因素。一项基于我国人群的动态血压注册登记研究显示，接受治疗的高血压患者的清晨血压控制率仅为 34.1%。

所有高血压患者应通过家庭血压测量和（或）ABPM 的方式常规监测清晨血压，以及时发现清晨高血压。同时，使用真正长效（每日服药 1 次即能控制 24h 血压）的药物，避免因治疗方案选择不当导致清晨血压控制不佳。对于单纯清晨高血压者，目前无相关干预研究证据，建议综合夜间和清晨血压情况，个体化调整服药时间，如晨起后尽早服用长效降压药物等。

21 患者24h动态血压监测平均值正常，但有多次血压超过140/90mmHg，需要使用降压药吗

ABPM已成为识别、诊断高血压，评估心脑血管疾病发生风险和降压疗效，指导个体化降压治疗不可或缺的检测手段。建议选择非优势臂进行ABPM，以减少手臂活动对血压监测结果的影响；同时，告知患者在进行ABPM时，测量手臂需保持静止不动。推荐使用日记卡记录血压，监测当天的生活作息，包括起床、睡眠、午睡和三餐时间、活动和服药信息等。

在24h ABPM过程中，除了存在昼夜血压的明显变化外，由于不同时间点的血压测量可能受外界刺激、运动、睡眠等因素的影响，所以血压水平还会存在不同程度的波动。目前，诊断高血压的ABPM标准是24h平均收缩压/舒张压≥130/80mmHg，或白天血压≥135/85mmHg，或夜间血压≥120/70mmHg。

如患者的24h ABPM平均值正常，但有多次血压超过140/90mmHg，这种情况需结合患者监测当天的生活作息、血压升高时的症状，以及其他靶器官损害或临床疾病等情况，综合评估后再考虑是否使用降压药物。

22 早上或睡前服用降压药对于控制夜间高血压和清晨高血压哪个效果更好

目前不常规推荐睡前服用降压药。一项高血压患者早上和晚上服药治疗比较的 TIME 研究结果显示，与早上服药相比，晚上服用降压药并未带来更多的心血管获益。因此，除非明确需要控制夜间血压升高，不应常规推荐睡前服用降压药。晚上或睡前服用降压药作为一种策略来控制夜间高血压，并抑制或消除清晨血压升高，目前缺乏有效的循证证据，还需进一步研究。

23 有些患者夏季血压偏低，应常规减药量吗

血压的季节性变化普遍存在，而且与高血压预后密切相关，这就提示临床需要灵活调整降压药治疗方案。冬季血压得到有效控制的高血压患者，夏季可能出现低血压症状。如发现血压下降幅度较大，且伴有低血压症状，应及时咨询医生，不可自行停药或减药。同时，应加测 24h ABPM，以避免遗漏可能的夜间血压升高，防止出现因下调药物剂量造成夜间血压不达标的情况。

总之，患者在夏季血压低于推荐目标值，并且确定其为季

节性变化带来的血压异常波动的情况下，应充分评估其耐受情况后再决定是否调药。同时，医生可选择能灵活调整的降压药治疗方案，尽量选择长效降压药。

24 对于脉压过大的患者，如血压为（170~180）/60mmHg，如何选择降压方案

脉压是指收缩压减去舒张压的差值，正常值在30~40mmHg，一般大于60mmHg称为脉压增大。脉压增大主要是由于贫血、主动脉瓣关闭不全、甲状腺功能亢进症等疾病导致的一种临床症状。老年高血压患者由于动脉硬化、血管弹性降低，常表现为单纯收缩期高血压（ISH），收缩压升高、舒张压降低，脉压过大，如血压为（170~180）/60mmHg。

老年高血压患者的收缩压和舒张压目标值一直存在争议。基于最新临床研究及荟萃分析，推荐目标收缩压为140~150mmHg，如耐受良好，收缩压降到130~140mmHg也是合理的。应尽可能避免将舒张压降至70mmHg以下，在收缩压和舒张压之间取得平衡，以防止器官灌注不足。然而，控制收缩压仍然是改善这类患者预后的主要目标，如耐受性良好，低舒张压患者也应追求这一目标。舒张压<60mmHg的ISH患者，如果排除了重度主动脉瓣反流或冠状动脉疾病，降压治疗的主要目标是收缩压达标。

在治疗过程中，一般以小剂量单药起始治疗，逐步增加药

物剂量或联合治疗直至收缩压达标。降压过程宜平缓并以患者可耐受为原则，需密切监测舒张压变化及伴随的临床症状。

25 针对卧位高血压患者，降压治疗优先选择的药物种类及注意事项是什么

在国内相关指南中，将卧位高血压定义为仰卧位时收缩压 ≥ 150mmHg 或舒张压 ≥ 90mmHg，这些患者立位时血压不高，甚至会降低。而在神经源性直立性低血压患者仰卧位高血压治疗的科学声明中，则将神经源性直立性低血压患者的仰卧位高血压定义为仰卧时肱动脉收缩压至少为 140mmHg 和（或）舒张压至少为 90mmHg。

衰老导致心血管系统退行性改变，压力感受器敏感性减退；某些药物如降压药、抗精神疾病药物、三环类抗抑郁药物、抗肿瘤药物等，均可引发卧位高血压。

卧位收缩压 ≥ 160mmHg 时应注意监测，但不一定需要治疗。神经源性直立性低血压卧位高血压的收缩压超过 160~180mmHg 时需要干预。站立时血压下降幅度较大的患者（下降 >80mmHg）需要更高的仰卧位血压才能保持站立位，因此可能需要耐受允许的卧位高血压。针对卧位高血压患者，可以睡前服用小剂量的短效降压药，如卡托普利、氯沙坦等，避免使用中长效降压药或利尿剂。神经源性直立性低血压伴卧位高血压患者，治疗过程中应密切监测血压，避免直立位血压过低而致跌倒。

26 不同血压昼夜节律的患者（勺型、非勺型或反勺型、超勺型血压），降压药物的服药时间有何不同

血压的波动存在昼夜节律，正常节律表现为勺型血压，即夜间血压较白天血压平均下降 10%~20%；如下降幅度小于 10%，为非勺型血压；如下降幅度大于 20%，为超勺型；如夜间血压不降反升，为反勺型血压。

勺型高血压患者建议清晨起床后服用降压药，尤其建议服用有效控制 24h 血压的长效降压药。对于非勺型或反勺型的高血压患者，可选择睡前服用长效降压药，或在白天服用长效降压药的基础上，晚上或睡前加服另一种机制不同的长效或中短效降压药。对于超勺型高血压患者，因夜间血压较低，所以应避免晚上服用降压药，以免夜间血压过度下降。

需要注意的是，血压波动异常多伴有合并症，如肾功能不全、糖尿病、睡眠障碍及前列腺疾病等，也可能是某种继发性高血压，如 OSAS、原发性醛固酮增多症等，应在医生的指导下综合诊治。

参考文献

［1］中国高血压防治指南修订委员会，高血压联盟（中国），中国医疗保健国际交流促进会高血压分会．中国高血压防治指南（2024年修订版）［J］．中华高血压杂志，2024，32（7）：603-700．

［2］中国医师协会心血管内科医师分会双心学组，中华医学会心血管病学分会高血压学组．成年人精神压力相关高血压诊疗专家共识［J］．中华内科杂志，2021，60（8）：716-723．

［3］中华医学会心身医学分会，中国康复医学会心血管病预防与康复专委会．双心门诊建设规范中国专家共识［J］．中国全科医学，2024，27（3）：253-261．

［4］中国高血压联盟《高血压患者高质量血压管理中国专家建议》委员会．高血压患者高质量血压管理中国专家建议［J］．中华高血压杂志，2024，32（2）：104-111．

［5］Li MX, Zhang DY, Tang ST, et al. Control status of ambulatory blood pressure and its relationship with arterial stiffness in the China nationwide registry of treated hypertensive patients: the REACTION-ABP study［J］. Hypertens Res，2023，46（10）：2302-2311．

［6］中国高血压联盟《动态血压监测指南》委员会．2020中国动态血压监测指南［J］．中国循环杂志，2021，36（4）：313-328．

［7］中国高血压联盟《夜间高血压管理中国专家共识》委员会．夜间高血压管理中国专家共识［J］．中华高血压杂志，2023，31（7）：610-618．

［8］中国心脏联盟心血管疾病预防与康复专业委员会．高血压患者血压季节性变化临床管理中国专家共识［J］．中华高血压杂志，2022，30（9）：813-817．

［9］中国中医药研究促进会中西医结合心血管病预防与康复专业委员会高血压专家委员会，北京高血压防治协会，中国高血压联盟，等．特殊类型

高血压临床诊治要点专家建议 [J]. 中国全科医学, 2020, 23 (10): 1202-1228.

[10] Jordan J, Fanciulli A, Tank J, et al. Management of supine hypertension in patients with neurogenic orthostatic hypotension: scientific statement of the American Autonomic Society, European Federation of Autonomic Societies, and the European Society of Hypertension [J]. J Hypertens, 2019, 37 (8): 1541-1546.

[11] 马志毅. 神经源性直立性低血压患者仰卧位高血压治疗的科学声明——美国自主神经学会、欧洲自主神经学会联合会和欧洲高血压学会 [J]. 临床心电学杂志, 2021, 30 (1): 71-75.

[12] 罗富健, 赵若楠. 高血压时间治疗学的研究与展望 [J]. 心血管病学进展, 2019, 40 (9): 1237-1240.

[13] 张新军. 降压药物每日一次服用还是早晚服用更好? [J]. 中华高血压杂志, 2020, 28 (6): 505-509.

[14] 张雯, 郭子宏. 清晨高血压降压治疗是夜间服药还是晨起服药好? [J]. 中华高血压杂志, 2018, 26 (3): 204-208.

第三章
降压治疗目标

27 中国有必要调整高血压诊断界值吗？如果调整了，会对我国的健康卫生事业有什么影响？如果不调整，又会是考虑哪些方面的因素

　　基于临床和流行病学研究证据和可耐受性的原则，130/80mmHg 是大多数高血压患者的降压目标，但目标血压并不等同于诊断标准。结合目前我国高血压管理实际现状和国情，调整高血压诊断界值的时机尚未成熟，若冒然调整，将会大幅度增加因高血压诊断标准降低而新增的高血压患者，对我国医疗、教育、经济都会带来极大的冲击。

　　高血压人群大幅增加总体来说弊大于利。大量原本正常高值的人群成为高血压患者，势必对现有的社会医疗资源带来恐慌，而且国家还需做好为这类新增高血压患者在求学、求职、就业等方面重新制定行业标准的准备，这些都是无法一蹴而就的。综上所述，是否调整高血压的诊断标准，不仅仅是一个简单的科学问题，还是一个关乎社会稳定和"健康中国行动

（2019—2030年）"能否顺利实施与实现的重要决策。并且，目前循证医学尚无证据说明可以通过下调高血压的诊断界值来改善我国现有的高血压低控制率。

近年来，在中国与欧洲高血压相关指南中，尽管没有下调高血压诊断标准，但把正常高值的人群也纳入了危险分层并给予相应的干预建议，间接地扩大了高血压管理的人群范围。通过管理这部分人群能带来怎样的改变，我们拭目以待。

28 一些年轻人，基础血压偏低（如90/60mmHg），无任何症状，但短时间内出现血压明显升高甚至超过140/90mmHg，伴有头晕、头痛。这是否属于高血压范畴？是否需要治疗？治疗的方案及降压目标应该怎么设定

对于一些基础血压较低的年轻人，如果短时间内血压明显上升20%以上，并且存在头晕、头痛等高血压相关临床症状，此时虽然按照高血压诊断标准尚未达到高血压数值，但仍可明确这类患者属于高血压范畴。一旦确诊高血压，就应该被纳入管理人群。

在治疗方面，首先，要努力寻找血压升高的诱因，如熬夜、压力大、精神紧张、睡眠不佳或合并某些器质性疾病等，从而去除诱因、改善不良的生活方式；其次，需要进一步排查有无继发性高血压的可能。如以上因素均排除后，可嘱患者定期进

行家庭自测血压，并做好记录。若观察 1~3 个月后血压仍未自行回落至基础血压，且伴有头晕、头痛症状，则可考虑启动降压治疗。建议起始单药治疗，降压目标为 130/80mmHg 以下，但不低于 120/70mmHg。

29 高血压患者治疗后出现收缩压与舒张压差距较大的情况，达标以哪个为准

收缩压与舒张压之差为脉压，脉压增大常见于单纯收缩期高血压、主动脉瓣关闭不全、甲状腺功能亢进症、贫血等。临床上面对脉压较大的患者，应首先分析其有无上述原因的可能。

这类患者降压达标以收缩压达标为准，但需要注意降压以缓慢、平稳为原则，以免因降压过快而导致低血压。另外，在积极降低收缩压使其到达目标血压的同时，还要特别谨慎观察舒张压变化，以免其过低影响冠状动脉灌注。

30 不同分级的高血压患者在开始使用降压药后，一般合理的血压达标时间是多少？不同分级高血压要求的达标时间是否有区别

根据近年来国内外高血压相关指南的要求，血压达标时间应为4~12周，但所有指南均没有根据血压分级来决定达标时间。

临床中对于大多数的高血压患者，建议应尽量在4周内达标；而对于年龄较大、合并有冠状动脉或双侧颈动脉严重狭窄以及药物治疗耐受性差的患者，血压达标的时间可酌情延长，但应控制在12周内。对于高血压急症（主动脉夹层、急性冠状动脉综合征、高血压脑病、子痫等）患者，应平稳而快速地在24~48h内将血压降至目标血压。总而言之，血压的达标时间因人而异。

在患者开始启动降压药治疗的同时，还需兼顾患者的健康教育，如改善生活方式、合理规避影响血压的可能因素，定期随访患者并根据患者的血压情况及时调整治疗方案。

31 目前国外指南倾向于更严格的降压目标，但我国高血压并发症的疾病谱与国外不尽相同，更严格的降压目标是否会带来冠状动脉灌注不足、缺血性脑卒中等问题

近年来，"强化降压能够带来更多的心血管获益"这一理念得到了越来越多的证据支持。

多项临床研究探索更低的诊室血压目标值（收缩压 <130mmHg）对高血压患者心血管预后的影响，结果显示，在心血管风险高危、合并糖尿病、脑卒中后和老年患者中，强化血压控制（目标收缩压 <130mmHg）对心血管预后更加有益。诊室血压降至收缩压 <130mmHg 与降至收缩压 ≥ 130mmHg 相比，可显著降低脑卒中、冠心病、心血管疾病死亡和全因死亡风险。基于随机试验的网状荟萃分析结果显示，在高血压患者中，诊室收缩压 <130mmHg 的治疗目标能够实现有效性和安全性之间的最佳平衡。如果不采用复杂的治疗方案即可将血压降至更低的水平且患者可以耐受，就不需要改变治疗方案而使降低的血压回升。

高血压是一种"心血管综合征"，高血压治疗的根本目标是降低发生心、脑、肾、血管并发症和总死亡的风险，需要根据患者的血压水平、靶器官损害及合并症等情况，在遵循指南的大原则下，尤其对于高龄、衰弱、预期寿命较短的患者应遵循个体化原则，逐渐增加治疗强度，密切监测其不良反应。

32 运动时的血压控制到多少比较合适

动态运动和静态运动期间血压都会升高，而且收缩压升高比舒张压升高更明显。但血压升高并不一定是高血压，运动后及时有意识地放松，血压很容易降下来。

运动期间收缩压升高与运动前静息血压、年龄、动脉僵硬程度和腹部肥胖有关，男性收缩压升高幅度略大于女性。关于运动期间血压升高多少属于正常，目前尚无共识。根据欧洲预防心脏病学会的研究表明，如果在功率自行车中测量到运动高峰期男性血压高于220mmHg或女性血压高于200mmHg，则需要进一步临床评估，包括进行 ABPM。

近年来的一系列研究表明，合理规律的运动可以降低交感神经紧张度，促进血管扩张，加快糖脂代谢，有效预防和控制高血压。高血压患者运动的强度和时长因人而异，初次运动需监测运动前后血压的变化情况，尽可能遵循循序渐进的原则。对于基础血压未控制好的高血压患者，须在积极调整药物控制好血压后才可以开始运动。

参考文献

［1］Al-Makki A, DiPette D, Whelton PK, et al. Hypertension Pharmacological Treatment in Adults: A World Health Organization Guideline Executive Summary［J］. Hypertension, 2022, 79（1）: 293-301.

［2］Mancia G, Kreutz R, Brunström M, et al. 2023 ESH Guidelines for the management of arterial hypertension The Task Force for the management of arterial hypertension of the European Society of Hypertension: Endorsed by the International Society of Hypertension (ISH) and the European Renal Association (ERA)［J］. J Hypertens, 2023, 41（12）: 1874-2071.

［3］中国高血压联盟《动态血压监测指南》委员会. 2020 中国动态血压监测指南［J］. 中国医学前沿杂志（电子版）, 2021, 13（3）: 34-51.

［4］国家心血管病中心, 国家基本公共卫生服务项目基层高血压管理办公室, 国家基层高血压管理专家委员会. 国家基层高血压防治管理指南 2020 版［J］. 中国循环杂志, 2021, 36（3）: 209-220.

［5］中国高血压防治指南修订委员会, 高血压联盟（中国）, 中国医疗保健国际交流促进会高血压分会. 中国高血压防治指南（2024 年修订版）［J］. 中华高血压杂志, 2024, 32（7）: 603-700.

第四章
高血压非药物治疗

33 低钠盐对高血压患者有什么好处？哪些患者不可以食用低钠盐

钠盐摄入过多、钾摄入不足及钾钠摄入比值较低是我国高血压发病的重要危险因素。适度减少钠盐摄入、增加膳食中钾的摄入量有助于降低血压。

在我国脑卒中患者、脑卒中高危患者（SSaSS 研究）和老年人群（DECIDE-salt 研究）进行的群组随机对照试验结果显示，与普通盐相比，低钠富钾盐可以显著降低血压，减少脑卒中，降低心血管事件和死亡风险。

肾衰患者、肾上腺皮质功能减退患者、正在服用螺内酯的患者等，最好不食用低钠盐，因为这些患者更易发生高钾血症。

34 为什么老年人容易发生低钠血症？有什么表现？如何预防

对于老年人，过于严格的限盐可能会导致低钠血症。因为老年人的消化吸收功能逐渐变差，即便是健康人，年龄每增长10岁，血钠可降低1mmol/L。如果老年人饭量很小，又过于严格地限盐，更容易发生低钠血症。因心力衰竭或高血压接受利尿剂治疗的老年人，发生低钠血症的风险更大。

低钠血症是指血钠低于135mmol/L。轻度低钠血症可以无明显临床表现，或表现为乏力、不想吃饭、恶心等不适；中度低钠血症（血钠低于125mmg/L）可以出现头痛、明显乏力、嗜睡等；若血钠低于115mmol/L（重度低钠血症），则可能出现昏迷、抽搐，甚至更严重的后果。

预防低钠血症应适度限盐。老年人每天的食盐摄入量应控制在5~6g，但对于一些饭量很小的老年人，吃饭就不要过于清淡了。另外，建议每年检查1次血钠、血钾等指标，一旦发现低钠血症要及时纠正。

35 高血压患者不宜吃辣椒，以免造成血压升高，这种说法正确吗

这种说法是不正确的。辣椒不但不会引起血压升高，还具有一定的降压作用，因此高血压患者适度吃辣椒是有好处的。

有研究发现，在不喝酒的人群中，每天吃辣者比从不吃辣者出现高血压的风险低 28%。女性中，每周吃辣大于 3 次者比从不吃辣者出现高血压的风险低 12%，每周吃辛辣食物的次数越多，收缩压和舒张压下降越明显。爱吃辣者较不爱吃辣者每天减少摄盐量 2.5g，收缩压和舒张压较之分别低 6.6mmHg 和 4.0mmHg。

吃辣椒具有轻度的直接降压作用。中国慢性病前瞻性研究项目的数据分析发现，经常吃辣食物的人群可以预防高血压。辣椒等辣膳食的主要营养素为辣椒素，通过作用于辣椒素受体（TRPV1），促进血管内皮一氧化氮生成，从而扩张血管及降低血压。

用辣椒佐餐可以减少对食盐的需要量，间接发挥降压作用。适当吃辣椒可以改善口味，对于平时口味较重、难以减少食盐摄入量的高血压患者，用辣椒佐餐可以减少对食盐的需要量，从而间接发挥降压作用。此外，吃辣椒还可以促进钠的排泄，这同样有助于降低血压。一项荟萃分析发现，爱吃辣的人可能寿命更长，死于心血管疾病和癌症等疾病的风险较低。

36 有些患者因长期睡眠不好而导致血压控制不佳，睡眠障碍可以导致高血压吗？高血压患者应如何做好睡眠管理

睡眠障碍通过下丘脑 - 垂体 - 肾上腺轴激活交感神经 - 肾上腺髓质系统，可引起心跳、呼吸加快，血压上升。确保有效睡眠时间、按时作息、改善睡眠质量可显著提高降压疗效。高血压患者睡眠管理的主要措施包括以下几方面。

（1）睡眠评估

可以通过病史、体格检查、睡眠日记、匹茨堡睡眠质量指数量表（PSQI）、多导睡眠监测（PSG）等进行睡眠评估。

（2）睡眠认知行为疗法

心理和行为治疗是睡眠障碍首选的治疗方法。

①做好睡眠卫生教育：每晚在固定的时间就寝；睡前远离咖啡和尼古丁；睡前泡脚、洗澡；选择舒适的床上用品，保持室温舒适、环境安静，或播放轻柔舒缓的音乐。

②刺激控制疗法：避免在床上从事与睡眠不相关的活动（如看电视、玩手机、阅读、做计划或思考等）。

③睡眠限制疗法：控制白天的睡眠时间不宜过长，增加夜晚的睡眠驱动力。

（3）必要时进行药物治疗

药物治疗过程中应注意降压药和睡眠药物的相互作用。

①利尿剂不应在夜间使用，以免因夜尿过多而影响睡眠。

②抗焦虑或抑郁药物可升高硝苯地平、维拉帕米、美托洛尔的药物浓度，应选择舍曲林、西酞普兰等相互作用小的药物。

③曲唑酮、米氮平和文拉法辛可导致体位性低血压，应注意用药剂量，并在睡前服用。

37 运动可以治疗高血压吗

规律运动对预防和治疗高血压都有益。高血压患者以治疗为目的的运动不仅仅是日常体力活动的增加，更重要的是积极的运动干预。具体运动干预的方式包括以下几种。

（1）有氧运动

有强有力的证据表明，有氧运动可以帮助成年高血压患者血压降低 5~7mmHg。在低、中、高强度有氧运动中，中等强度有氧运动的降压效果最好。

（2）抗阻运动

抗阻运动的降压效果可能与有氧运动相当，甚至更大。高血压患者进行抗阻运动不是为了增加肌肉力量，而是通过很轻的力量训练达到运动治疗的目的。

（3）冥想与呼吸训练

冥想与呼吸训练可以使心理应激、颈源性心血管疾病、姿势与体态不良导致的各种高血压成因得以缓解甚至解除。

（4）柔韧性训练与拉伸训练

关节活动度和肌肉力量的综合性训练，是消除疲劳、提高日常活动能力、延缓衰老的运动治疗方式，而且简单安全。

38 有没有可以推荐给高血压患者的运动治疗方式或运动处方

对于血压没有得到控制的高血压患者（收缩压≥160mmHg），在血压得到控制前不推荐进行高强度运动。对于血压控制良好的高血压患者，推荐以有氧运动为主（中等强度，每天 30min，每周 5~7 天）、以抗阻运动为辅（每周 2~3 次）的混合训练，也建议同时结合呼吸训练、柔韧性与拉伸训练，具体的运动治疗方式可参考下表。

达到治疗目的运动干预方式

有氧运动	运动形式：散步、快走、慢跑、骑行、游泳等中等强度持续运动，以及高强度间歇运动（HITT）
	运动强度：中等强度（心率储备的 40%~60%），心血管疾病风险较低的患者可以考虑增加运动强度（达到心率储备的 60%~80%）或 HITT
	运动量和频率：每次最少连续运动 10min，每天最少 30min，每周运动 5~7 天

抗阻运动	目标肌肉：主要针对四肢大肌肉群和躯干支撑肌肉
	运动形式：动态抗阻运动（坐姿和站立双上肢开合举，站立踮脚抬起足跟）、静态或等长抗阻运动（坐姿或站立双手侧平举，或负重侧平举，贴墙高位马步）
	运动强度：动态抗阻运动采用 1RM * 的 50%~70% 重量；静态或等长阻力训练，一般使用低强度（<1RM 的 40% 重量）间歇性的握力训练
	运动量和频率：动态抗阻运动每组重复 8~12 次，循序渐进达到每次运动 2~3 组，每周 2~3 次；静态或等长抗阻运动每次持续 2min，运动 12~15min
呼吸与冥想	目标肌肉：主动呼气肌肉、主动吸气肌肉
	运动形式：感知颈式呼吸、胸式呼吸、腹式呼吸，感知呼气全过程与吸气全过程。有氧运动过程中有节奏地呼吸（一吸一呼、一吸三呼的模式）。抗阻训练中禁止屏气，配合慢动作进行呼吸（发力吸气，放松慢动作呼气）
	运动强度：采用 30%~50% 的最大吸气压力和最大呼气压力开始练习呼吸
	运动量和频率：随时随地入静放松，有意识地通过感知呼吸，放慢或默念呼吸次数，做几次深长呼吸（慢吸气、更缓慢地深呼气），避免呼吸过快造成过度通气
柔韧性训练与拉伸训练	脊柱中立位姿势的感知，感知颈、胸椎的屈、伸、侧弯、旋转各种位置的极限，逐步进行适合自身脊柱关节活动度的轻度拉伸
	四肢拉伸原则上在关节无痛的活动范围内循序渐进地主动拉伸，避免被动辅助强力拉伸
	拉伸中一定不能屏气，配合具体拉伸动作做相应的呼吸

* 注：1RM（Repetition Maximum），一次重复最大重量，可以理解为最大重复次数。

39 临床医生在向高血压患者推荐运动干预措施时需要注意什么

首先，应对高血压患者进行全面评估。评估内容可以包括血压与心血管疾病风险水平，通过心肺运动试验评估心肺耐力，测定最大摄氧量、运动中最大血压值和运动后血压恢复时间，通过体成分测定了解肌肉比例与内脏脂肪，明确运动禁忌，提升高血压运动干预的安全性。

其次，应提醒高血压患者注意运动安全。要了解运动初期、运动中、运动结束后的血压数值；时刻注意胸痛、异常呼吸困难、头晕等症状，若出现此类症状应终止运动训练；避免进行大量的静力性肌肉收缩运动，尤其是屏气动作。

参考文献

［1］Ma Y，He FJ，Sun Q，et al. 24-Hour urinary sodium and potassium excretion and cardiovascular risk ［J］. N Engl J Med，2022，386（3）：252-263.

［2］Neal B，Wu Y，Feng X，et al. Effect of salt substitution on cardiovascular events and death ［J］. N Engl J Med，2021，385（12）：1067-1077.

［3］Yuan Y，Jin A，Neal B，et al. Salt substitution and salt-supply restriction for lowering blood pressure in elderly care facilities：a cluster-randomized trial ［J］. Nat Med，2023，29（4）：973-981.

［4］中华医学会内分泌学分会电解质紊乱学组. 低钠血症的中国专家共识 ［J］. 中华内分泌代谢杂志，2023，39（12）：999-1009.

［5］Wangh, Chen L, Shen D, et al. Association between frequency of spicy food consumption and hypertension: a cross-sectional study in Zhejiang Province, China［J］. Nutr Metab（Lond）, 2021, 18（1）: 70.

［6］祝之明, 黎黎, 刘道燕. 辣椒素受体: 从诺贝尔奖的温度感知机制到心血管疾病预防［J］. 中华心血管病杂志, 2021, 12（49）: 1187-1190.

［7］Kaur M, Verma BR, Zhou L, et al. Association of pepper intake with all cause and specific cause mortality - A systematic review and meta-analysis［J］. Am J Prev Cardiol, 2021, 9: 100301.

［8］Li Q, Cui Y, Jin R, et al. Enjoyment of spicy flavor enhances central salty-taste perception and reduces salt intake and blood pressure［J］. Hypertension, 2017, 70（6）: 1291-1299.

［9］Li Y, Yang Y, Li Q, et al. The impact of the improvement of insomnia on blood pressure in hypertensive patients.［J］. J Sleep Res, 2017, 26（1）: 105-114.

［10］钱宁婧, 王亚萍, 潘小宏. 失眠与高血压及失眠干预对血压管理的影响［J］. 中华高血压杂志, 2021, 29（7）: 618-621.

［11］Costa EC, Hay JL, Kehler DS, et al. Effects of high- intensity interval training versus moderate-intensity continuous training on blood pressure in adults with pre-to established hypertension: a systematic review and meta-analysis of randomized trials［J］. Sports Med, 2018, 48（9）: 2127-2142.

［12］Wen H, Wang L. Reducing effect of aerobic exercise on blood pressure of essential hypertensive patients: a meta-analysis［J］. Medicine（Baltimore）, 2017, 96（11）: e6150.

［13］Naci H, Salcher-Konrad M, Dias S, et al. How does exercise treatment compare with antihypertensive medications? A network meta-analysis of 391 randomised controlled trials assessing exercise and medication effects on systolic blood pressure［J］. Br J Sports Med, 2019, 53（14）: 859- 869.

［14］Pelliccia A，Sharma S，Gati S，et al. 2020 ESC Guidelines on sports cardiology and exercise in patients with cardiovascular disease［J］．Eurheart J，2021，42（1）：17-96.

［15］Hanssen H，Boardman H，Deiseroth A，et al. Personalized exercise prescription in the prevention and treatment of arterialhypertension：a Consensus Document from the European Association of Preventive Cardiology（EAPC）and the ESC Council on Hypertension［J］．Eur J Prev Cardiol，2022，29（1）：205-215.

［16］Charchar FJ，Prestes PR，Mills C，et al. Lifestyle management ofhypertension：International Society ofhypertension position paper endorsed by the World hypertension League and European Society of Hypertension［J］．J Hypertens，2024，42（1）：23-49.

第五章
高血压药物治疗

40 使用小剂量降压药联合治疗高血压是不是获益更多

　　高血压治疗的根本目标是降低高血压的心、脑、肾、血管并发症发生和死亡的总危险。对血压 ≥ 160/100mmHg、高于目标血压 20/10mmHg 的高危或很高危患者，或单药治疗未达标的高血压患者，应进行联合降压治疗，包括自由联合或单片复方制剂。对血压 ≥ 140/90mmHg 的患者，也可起始小剂量降压药联合治疗。

　　降压药物联合使用时，其降压作用机制应具有互补性，同时具有相加的降压作用，并可互相抵消或减轻不良反应。例如，在应用 ACEI 或 ARB 基础上加用小剂量噻嗪类利尿剂，降压效果可以达到甚至超过将原有的 ACEI 或 ARB 剂量倍增的降压幅度。同样，加用二氢吡啶类 CCB 也有相似效果。高血压的病因多样、发生机制复杂，联合用药能更大程度上覆盖高血压发病的致病因素，从而提高降压治疗的控制率，降低心血管风险，使获益更多。

41 高血压患者联合用药的时机是什么？指南推荐哪种优选联合方案

　　联合应用降压药物已成为降压治疗的基本方法。为了达到目标血压水平，大部分高血压患者需要使用两种或两种以上降压药物。联合用药的时机为初诊血压 ≥ 160/100mmHg，或高于目标血压 20/10mmHg 的高危或很高危人群；单药治疗不能达标的复诊高血压患者。另外，对于血压 ≥ 140/90mmHg 的患者，也可起始小剂量降压药联合治疗。CHIEF 研究表明，初始联合治疗对中高危的高血压患者有良好的降压作用，可明显提高血压控制率。

　　联合用药包括自由联合或单片复方制剂。指南主要推荐应用的优化联合治疗方案是二氢吡啶类 CCB+ACEI/ARB/ 血管紧张素受体脑啡肽酶抑制剂（ARNI）；ACEI/ARB/ARNI+ 噻嗪类利尿剂；二氢吡啶类 CCB+ 噻嗪类利尿剂；二氢吡啶类 CCB+ β 受体阻滞剂。

42 有患者在服用硝苯地平控释片或苯磺酸氨氯地平片后出现牙龈出血、踝部肿胀等现象，这是否为 CCB 类药物的广泛不良反应？应如何解决

　　二氢吡啶类 CCB 是一种常用的降压药，包括硝苯地平、苯磺酸氨氯地平、非洛地平等，长期口服可能会出现牙龈肿胀、增生或出血，或胫前、足踝、颜面部轻度水肿等。这些是 CCB 类药物的类效应，一般情况下表现轻微、可耐受。如果确实影响生活，则建议减量，同时联合其他类降压药，如肾素 - 血管紧张素 - 醛固酮系统（RAAS）抑制剂（ACEI、ARB、ARNI）或小剂量利尿剂，或更换不同的 CCB，效果不佳者可更换其他类降压药。

43 对于老年高血压患者，CCB 与 ACEI/ARB 的优选原则是什么

　　对于老年高血压患者，如果属于盐敏感性高血压、单纯收缩期高血压或伴有明显肾功能异常者，建议首选 CCB 类降压药。而对于合并糖尿病、房颤等的老年高血压患者，建议首先考虑 ACEI/ARB、ARNI 类降压药，以达到器官保护的作用，如果降压效果不理想，应早期联合 CCB 类降压药，不能耐受者

选用 CCB 类药物。

如果老年高血压患者合并慢性阻塞性肺疾病（COPD），则降压药应用无明确限制，β 受体阻滞剂并非禁忌，但注意使用 ACEI 的患者咳嗽时要鉴别原因。若患者合并明显气道高反应性，尤其是明确诊断支气管哮喘时，应使用非二氢吡啶类 CCB（如地尔硫䓬）代替 $β_1$ 受体阻滞剂。合并外周动脉疾病（PAD）的老年高血压患者，首选 CCB 或 ACEI/ARB，而非 β 受体阻滞剂。

44 二氢吡啶类 CCB 独立于降压之外的心血管保护作用有哪些？不同 CCB 的药物心血管保护作用是否有差异

二氢吡啶类 CCB 的降压效果突出，是应用最为广泛的降压药，可显著降低高血压患者的心血管疾病风险，特别是脑卒中的风险，尤其适用于老年高血压、单纯收缩期高血压，伴稳定性心绞痛、冠状动脉或颈动脉粥样硬化及周围血管病患者。

二氢吡啶类 CCB 在降压之外，还具有一定程度的预防和逆转动脉粥样硬化的作用。对随机对照临床试验进行的汇总分析结果显示，二氢吡啶类 CCB 对于颈动脉内中膜增厚的预防作用显著优于其他种类的降压药物。二氢吡啶类 CCB 通过扩张入球小动脉，升高肾小球囊内压，增加肾小球滤过率，从而产生某种程度的利尿作用。CCB 类药物还可能通过优化心肌细胞能量代谢和抑制心肌细胞肥大等机制发挥心脏保护作用。此外，

CCB 类降压药还可以预防和改善血管痉挛，缓解心绞痛症状，适用于伴有变异性心绞痛的患者。同时，氨氯地平和非洛地平对于心脏收缩功能没有负向作用，还适合于伴有心脏收缩功能不全的高血压患者，但硝苯地平可能会加重心功能不全的症状。

45 氨氯地平在控制清晨高血压、单纯收缩期高血压方面优于其他 CCB 及其他类降压药，可从哪些方面解释

与其他 CCB 类降压药相比，氨氯地平是被国内外众多指南推荐的长效降压药物。其半衰期可长达 30~50h，具有降压缓和平稳、持续时间长久等特点，可有效控制 24h 血压，改善清晨、夜间血压控制和血压变异性。氨氯地平可单用或联合使用，更适合老年、清晨高血压以及单纯收缩期高血压患者。国内外指南均推荐氨氯地平用于高血压以及高血压伴有多种并发症的起始单药或联合用药之首选。

46 不同患者对不同 CCB 类降压药的反应明显不同，如何在治疗前评估患者更适合哪类 CCB

CCB 类降压药按结构特点可分为二氢吡啶类和非二氢吡啶

类两种，用于降压的药物主要是二氢吡啶类CCB，而二氢吡啶类CCB又分为长效和短效药物。短效药物由于需要多次服用，同时对心脏有一定的不利作用，所以目前主要用于无潜在心力衰竭风险的急诊高血压患者。对于多数高血压患者，建议服用长效二氢吡啶类CCB，尤其是伴有脑血管病、肾功能不全、变异性心绞痛及老年单纯收缩期高血压的患者。对于合并心功能不全的高血压患者，如果必须应用，建议首先选用氨氯地平或非洛地平。另外，非二氢吡啶类CCB对心脏的传导有一定的负性作用，适用于伴室上性心律失常的高血压患者，而合并房室传导阻滞者应慎用。

47 不良反应最小的CCB类降压药是哪种？最大剂量CCB在尿毒症患者中的应用是怎样的

CCB类降压药分为三代，第一代的代表药为硝苯地平片；第二代包括非洛地平片、硝苯地平缓释片、硝苯地平控释片；第三代主要指氨氯地平。其常见的不良反应有心跳加快、头痛、面部潮红、脚踝部水肿、顽固性便秘、牙龈增生等。第一代CCB出现不良反应的概率最大，而第三代发生不良反应的概率较小，症状也较轻。CCB类降压药同样可用于存在明显肾功能不全、尿毒症或透析的患者，应用最大剂量时多数情况能有效控制血压，但对于部分长期服用后不敏感的患者，可以考虑联合其他类降压药物。

48 如何避免和消除 CCB 引起的头痛、面部潮红症状

CCB 类降压药引起的头痛、面部潮红等症状，主要与其血管扩张作用有关，尤其是短效的二氢吡啶类 CCB 更易出现。因此，建议尽量使用长效药物，一旦出现以上症状，可以通过转换剂型、减少剂量、联合其他类药物进行调整。

49 对于原发性高血压患者，服用单片 CCB 后收缩压达标但舒张压仍大于 90mmHg 甚至 100mmHg 者，建议 CCB 加量还是联合其他类降压药物

对于这类患者，很多证据显示，联合用药较单药治疗有更好的降压效果和较少的不良反应。单药治疗不达标者，建议早期小剂量联合用药，必要时可选择 3~4 种药物联合使用。

50 各类 ARB 类降压药的差别及治疗效果是怎样的

　　ARB 类降压药不仅可长效平稳降压，而且具有降低尿蛋白、延缓肾脏损害、改善心肌功能等作用，是高血压伴有肾脏疾病、糖尿病、心脏病等合并症的首选药物。虽同属 ARB，不同品种之间也有所区别。奥美沙坦降压效果最强，适合血压较高的患者；替米沙坦半衰期最长，降压效果持久，适合晨峰高血压患者；氯沙坦、阿利沙坦酯在降压的同时兼有降低尿酸的作用，可降低痛风发作的风险；缬沙坦、氯沙坦、坎地沙坦能降低慢性心力衰竭患者的住院风险和死亡率；厄贝沙坦适合于高血压合并糖尿病肾病的患者。

　　需要注意的是，阿利沙坦酯与食物同服会降低生物利用度，建议空腹服用；坎地沙坦酯可能会引起低血糖（易发生在糖尿病患者中），如感觉虚弱或饥饿、出冷汗、手颤抖、注意力下降、抽搐、意识障碍等，应停止服药，进行适当处理。

51 临床上不同种类降压药的洗脱期是否一致？ACEI/ARB 的洗脱时间是否长于 CCB 和利尿剂？这对选择降压治疗方案是否会有影响

一般情况下，在临床试验前，为了排除近期曾用或现用药物对随机化后数据的影响，最大限度地保证实验数据的准确性，一般要有洗脱步骤，这个过程的时间决定了洗脱期的长短。另外，临床上还有一种常见情况，如见于某些继发性高血压的诊断与鉴别诊断的需要。以原发性醛固酮增多症诊断为例，在进行肾素 - 血管紧张素 - 醛固酮测定之前，为保证检测结果的准确性，要进行相应药物的洗脱，尤其是此前使用了 RAAS 抑制剂的情况。

药物洗脱期的长短主要与药物的血浆半衰期相关，通常药物起效需要 5~7 个半衰期，而药物洗脱也需要 5~7 个半衰期。此外，其还与药物种类、剂量、给药方式、体内代谢等个体差异相关，而没有类效应。

药物洗脱期一般在 4 周之内，但越短越好，以免血压反弹给患者造成不良影响，选择降压治疗方案时可参考洗脱时间，但不是主要因素。

52 中医治疗高血压，有什么推荐

中医"未病先防、既病防变、已变防衰"的防治策略，在高血压的预防、治疗、康复等不同阶段均可以通过调节阴阳平衡而发挥作用，整体观的辨治理念更有助于高血压总体心血管风险的管理。应用中药管理血压，一方面可以获得辅助降压获益，另一方面可以改善高血压患者的临床症状，从而增加患者对降压治疗的依从性。

对于正常高值血压需要药物治疗者以及 1 级高血压患者，可以考虑应用具有平肝潜阳等功用且有循证证据的中成药，以改善高血压相关症状，并起到一定的辅助降压作用，也可以作为常用降压药物的联合用药。另外，具有中医特色的外用药物及非药物治疗方法在高血压临床治疗中也应用广泛，如针灸的相关研究较为丰富，可由受过针灸培训的医生开展针灸治疗。

53 高血压急症和亚急症如何用药合适？如果在基层医院遇到高血压亚急症，却无注射药物，临床如何正确处理

高血压急症与亚急症是一组血压明显升高，伴或不伴靶器官功能进行性损害的一组临床综合征。高血压急症

是指在某些诱因作用下，血压突然和显著升高（通常血压＞180/120mmHg），并伴有高血压相关靶器官损害或器官原有功能受损，以进行性加重为特征的一组临床综合征。高血压亚急症是指血压显著升高但不伴靶器官损害。

高血压急症患者应根据受累的靶器官功能及肝肾功能状态进行药物选择，理想的药物应能预期降压的强度和速度，保护靶器官功能，并且方便进行调节。经过初始静脉用药血压趋于平稳，受累的靶器官功能得到改善，可以开始口服药物，静脉用药逐渐减量至停用。

高血压亚急症患者可在24~48h将血压缓慢降至160/100mmHg，许多此类患者可通过口服降压药控制血压，如CCB、ACEI、ARB、α受体阻滞剂、β受体阻滞剂等，还可根据情况应用袢利尿剂。初始治疗可以在门诊或急诊室，用药后观察5~6h。2~3日后调整剂量，此后可应用长效药物控制至最终的靶目标血压。

参考文献

［1］中国高血压防治指南修订委员会，高血压联盟（中国），中国医疗保健国际交流促进会高血压分会. 中国高血压防治指南（2024年修订版）［J］. 中华高血压杂志，2024，32（7）：603-700.

［2］杨开宇. 钙离子拮抗剂类降压药的临床应用及不良反应［J］. 中国医药指南，2020，18（8）：74-75.

［3］国家卫生计生委合理用药专家委员会，中国医师协会高血压专业委员会. 高血压合理用药指南（第2版）［J］. 中国医学前沿杂志（电子版），2017，9（7）：28-126.

［4］王增武，北京高血压防治协会，中国卒中学会高血压预防与管理分

会，等．老年心血管病多学科诊疗共识［J］．中国合理用药探索，2022，19（11）：1-32．

［5］中国老年医学学会高血压分会，北京高血压防治协会，国家老年疾病临床医学研究中心（中国人民解放军总医院，首都医科大学宣武医院）．中国老年高血压管理指南 2023［J］．中华高血压杂志，2023，31（6）：508-538．

［6］中华医学会心血管病学分会心力衰竭学组，中国医师协会心力衰竭专业委员会，中华心血管病杂志编辑委员会．中国心力衰竭诊断和治疗指南2018［J］．中华心血管病杂志，2018，46（10）：760-789．

［7］中华医学会内分泌学分会．中国高尿酸血症与痛风诊疗指南（2019）［J］．中华内分泌代谢杂志，2020，36（1）：1-13．

［8］Jiao HC，Ju JQ，Li YL，et al．Efficacy of Chinese herbal medicine on health-related quality of life (SF-36) in hypertensive patients: A systematic review and meta-analysis of randomized controlled trials［J］．Complement Ther Med，2015，23（3）：494-504．

［9］Flachskampf FA，Gallasch J，Gefeller O，et al．Randomized trial of acupuncture to lower blood pressure［J］．Circulation，2007，115（24）：3121-3129．

［10］Schwartz GL，Sheps SG．A review of the sixth report of the Joint National Committee on Prevention, Detection, Evaluation, and Treatment ofhigh Blood Pressure［J］．Curr Opin Cardiol．1999，14（2）：161-168．

［11］刘力生，王文，姚崇华．中国高血压防治指南（2009 年基层版）［J］．中华高血压杂志，2010，18（1）：11-30．

第六章
高血压器械治疗

54 **经皮肾动脉交感神经射频消融术有哪些并发症？射频后是否需要抗凝药物治疗，以防止血栓出现**

经皮肾动脉交感神经射频消融术（RDN）的并发症主要包括血管穿刺部位相关并发症，消融操作过程中及消融后导致的肾动脉损伤。已有临床研究显示，RDN 有少数股动脉入路并发症（如血肿、假性动脉瘤、动静脉）。RDN 术中会出现肾动脉痉挛，但大多会自动或注射硝酸甘油后缓解，也有出现术中肾动脉夹层并植入支架的报道，但较罕见。RDN 荟萃分析显示，术后 1 年动脉狭窄的发生率约为 0.2%，与报道的自然发生率相当。因此，RDN 被认为是一种耐受性良好的介入治疗。

RDN 术前需要双抗血小板到负荷剂量（阿司匹林和氯吡格雷均为 300mg），术中需要肝素抗凝 100U/Kg，术后建议单抗血小板 1~3 个月。

55 经皮肾动脉交感神经射频消融术适合所有类型的高血压吗？哪些高血压患者需要肾动脉射频消融治疗

RDN 并不适用于所有的高血压患者，以下几类患者不建议行 RDN。

①继发性高血压患者。

②单侧或双侧肾动脉形状结构不适宜手术的患者，如肾动脉狭窄 50%、肾动脉瘤、肾动脉畸形、肾动脉纤维肌发育不良等。

③肾脏移植患者。

④肾功能不全［估算肾小球滤过率（eGFR）<45ml/（min·1.73m^2）］患者。

⑤6 个月内发生心血管事件（稳定或不稳定型心绞痛、心肌梗死）、脑血管事件（脑卒中、脑血管意外、短暂性脑缺血发作）的患者。

⑥年龄 <18 岁的患者。

⑦未治疗的严重心脏瓣膜病患者。

对于 RDN 的适合的人群，各国的指南及专家共识之间略有差异，但多推荐以下几类高血压人群。

①难治性高血压患者。

②服用两种以上药物血压仍未能控制的高血压患者。

③服用降压药物有严重不良反应或无法耐受降压药及药物依从性差的患者。

56 经皮肾动脉交感神经射频消融术后如何评估治疗的有效性？术后血压下降效果如何，血压会不会反弹？术后可以完全停药吗

目前 RDN 没有即刻判断手术是否成功的方法。评估 RDN 有效性的方法主要为监测血压，但术后血压的下降程度因人而异，术后有 70% 以上的患者血压下降。一项维持术后 10 年的研究显示，RDN 效应是持久的。RDN 术后大多数患者不能完全停药，但可以减少用药或使血压控制更好。

57 难治性高血压患者在排除常见的继发性高血压因素后，予以 4 种或以上药物治疗（方案合理且足量）仍然不能达到目标血压，有什么好的处理办法？经皮肾动脉交感神经射频消融术是不是一种好的选择

对于此类难治性高血压患者，首先应排除 OSAS、醛固酮增多症等；其次需要排除白大衣高血压、隐蔽性高血压。治疗上应关注高血压药物的种类、联合用药的方案选择，如考虑是

否为盐敏感性高血压并给予针对性的治疗。

在治疗方案合理的基础上，如患者能耐受，则可考虑增加药物剂量至全剂量。同时，也要考虑并存疾病的治疗药物是否影响高血压药物的疗效或增加不良反应，进而影响患者长期用药的依从性。此外，调整饮食、心理、情绪及运动等的作用也不容忽视。

现有研究结果证明了 RDN 治疗高血压的有效性与安全性，国内外已有 RDN 设备批准上市。对于排除了继发病因的难治性高血压患者，RDN 是一种可选择的辅助降压方法。

参考文献

［1］Townsend RR, Walton A，Hettrick DA, et al. Review and meta-analysis of renal artery damage following percutaneous renal denervation with radiofrequency renal artery ablation［J］. EuroIntervention, 2020, 16（1）: 89-96.

［2］李月平，卢成志，蒋雄京，等．经皮去肾神经术治疗高血压中国专家科学声明［J］．中国介入心脏病学杂志，2023，31（12）：881-893．

［3］Wang TD, Chiang CE, Chao TH, et al. 2022 Guidelines of the Taiwan Society of Cardiology and the Taiwan Hypertension Society for the Management of Hypertension［J］. Acta Cardiol Sin, 2022, 38（3）: 225-325.

［4］Kario K, Kim BK, Aoki J, et al. Renal denervation in Asia: consensus statement of the Asia Renal Denervation Consortium［J］. Hypertension, 2020, 75（3）: 590-602.

［5］Schmieder RE, Mahfoud F, Mancia G, et al. European Society of Hypertension position paper on renal denervation 2021［J］. J Hypertens, 2021, 39（9）: 1733-1741.

［6］Bakris GL, Townsend RR, Liu M, et al. Impact of renal denervation on 24-

hour ambulatory blood pressure: results from SYMPLICITY HTN-3 [J]. J Am Coll Cardiol, 2014, 64 (11): 1071-1078.

[7] Böhm M, Kario K, Kandzari DE, et al. Efficacy of catheter-based renal denervation in the absence of antihypertensive medications (SPYRAL HTN-OFF MED Pivotal): a multicentre, randomised, sham-controlled trial [J]. Lancet, 2020, 395 (10234): 1444-1451.

[8] Kandzari DE, Böhm M, Mahfoud F, et al. Effect of renal denervation on blood pressure in the presence of antihypertensive drugs: 6-month efficacy and safety results from the SPYRAL HTN-ON MED proof-of-concept randomised trial [J]. Lancet, 2018, 391 (10137): 2346-2355.

[9] 中国高血压防治指南修订委员会, 高血压联盟 (中国), 中国医疗保健国际交流促进会高血压分会. 中国高血压防治指南 (2024 年修订版) [J]. 中华高血压杂志, 2024, 32 (7): 603-700.

第七章
特殊人群高血压处理

58 很多青年高血压患者以舒张压升高为主，收缩压基本正常，目前临床中哪些药物在降舒张压方面更有优势？可能的机制是什么

　　临床中青年高血压患者多以舒张压高为主，收缩压正常（单纯舒张期高血压），其可能的机制为患者动脉弹性尚好，舒张期动脉弹性储器作用相对正常，可以从增加的心脏每搏输出量吸收更多的压力，导致总的外周阻力增加、舒张压升高；而大动脉硬化不严重，因此收缩压无明显升高。青年高血压患者血压升高的病理机制主要在于交感神经系统、RAAS 激活，外周血管阻力增加，常伴发心率增快，因此在选择药物方面可优选 β 受体阻滞剂、ACEI 或 ARB，有助于控制青年高血压，尤其是 β 受体阻滞剂，它可以在降低心率的同时增加心动周期中舒张期的时间而降低舒张压；其他药物如 α 受体阻滞剂，可通过扩展外周血管阻力而降低舒张压。

59 **青年高血压患者，排除继发性高血压后，应该如何选择药物及生活方式干预治疗方案**

（1）药物选择

针对青年原发性高血压患者，降压药物的选择应遵循小剂量、优先选择长效制剂、联合用药、个体化的原则。同时，根据患者的辅助检查、症状、体征及家族史等，调整个体化降压方案及滴定有效剂量。青年高血压患者首先应改善生活方式，如血压仍未达标再考虑药物治疗，以 ACEI/ARB 及 β 受体阻滞剂为主，也可联合 CCB，在降压的同时改善心脏长期预后，以减少高血压对心、脑、肾等靶器官的损害。

（2）生活方式干预

①减轻体重：体重指数（BMI）控制在 24kg/m² 以下。

②减少钠盐摄入：每人每日食盐量不超过 5g。

③补充钾盐：每日吃新鲜的蔬菜、水果。

④减少脂肪摄入：减少食用油、肥肉、动物内脏等的摄入。

⑤戒烟限酒。

⑥增加运动：有助于减轻体重，改善胰岛素抵抗，提高心血管调节适应能力，稳定血压水平。

⑦减轻精神压力，保持心态平衡。

60 合并哮喘、代谢综合征的单纯舒张压升高的中青年患者，应用 ACEI 或 ARB 效果欠佳的，选择 ARB/ACEI 剂量加倍还是联合 CCB 类药物？如何选择治疗方案才能获益最大

对于这类患者，应首选改善生活方式，如果舒张压仍然高于正常，可口服 ACEI 或 ARB 类降压药，若效果仍然欠佳，则在此基础上联合 CCB 类降压药，而不是增加 ACEI/ARB 的剂量来控制血压。

另外，需要特别注意的是，若中青年高血压患者是因某些疾病引起的继发性高血压，则需要积极治疗原发病。若无使用 CCB 药物的禁忌证，建议 ARB/ACEI 药物联合 CCB 药物降压，从而通过不同的降压机制和作用靶点联合作用，达到更好的降压效果，并使不良反应的发生率更低。

61 年轻患者只有诊室血压增高，是否需要规范降压治疗

年轻患者诊室血压增高，首先要询问有无高血压家族史和血压增高引起的相关症状，并进行家庭自测血压或 ABPM，明

确是否为高血压。其次，要筛查是否为继发性高血压，如肾脏疾病、肾动脉狭窄、肾上腺疾病及 OSAS 等引起的继发性高血压。

对于原发性高血压，要进行心血管危险因素、伴随临床情况、靶器官损害筛查。根据血压分级以及合并心血管危险因素、伴随临床情况、靶器官损害来进行危险度分层。对于高危或很高危的患者，应在生活方式干预的基础上尽早进行药物干预；低危患者可以首先进行生活方式干预，严密监测血压。

62 老年高血压患者经常合并尿酸升高，而对利尿剂敏感性较强，在选择联合用药时是否需要优先考虑利尿剂的联合应用

老年高血压患者常用的联合降压治疗方案首选 ACEI/ARB+CCB（A+C）或 ACEI+ 利尿剂（A+D），老年单纯收缩期高血压患者可以首选 CCB+ 利尿剂（C+D）治疗。尽管老年高血压患者对利尿剂敏感，但由于利尿剂可以干扰尿酸的排泄，导致血尿酸增高，所以对于合并高尿酸血症的高血压患者，不应优先考虑联合利尿剂。合并高尿酸血症的老年高血压患者，降压治疗方案首选 CCB+ACEI/ARB（C+A），其中 A 首选有降低尿酸作用的药物。如果不能达标，可以再联合小剂量噻嗪类利尿剂，但用药后注意监测尿酸和血钾水平。ARNI 有一定的利尿作用，老年高血压患者合并高尿酸血症时，也可以单用或与 CCB 联合应用。

63 老年高血压患者应用 CCB 类降压药出现踝部水肿，考虑更换药物还是减少剂量联合其他类降压药

应用 CCB 过程中出现下肢水肿可见于不同年龄阶段的患者。对于水肿不是很严重的情况，不必急于更换药物，建议首先尝试药物减量，或联合使用 ARB/ACEI 或小剂量噻嗪类利尿剂，一般可使水肿减轻。同时，应低盐饮食，减少站立，注意坐位或卧位时抬高下肢，减少睡前饮水，穿宽松鞋袜，从而有利于减轻水肿。对于血压难控制、有心功能不全或肾功能不全的患者，在血钾正常的情况下建议联合使用利尿剂。

64 老年高血压患者夏季血压波动大，是否需要进行动态血压监测？如何合理调整降压药

《中国老年高血压管理指南（2023）》强调了诊室外血压测量的重要性。老年高血压患者因其动脉弹性下降，血管僵硬度增加，导致血压调节能力下降，尤其在季节更替和温度变化时表现明显。因此，对于夏季血压波动大的老年高血压患者，应更加密切监测血压情况。家庭自测血压和 ABPM 是发现血压异

常变异的重要方法，规范的家庭自测血压能够提供更多的血压信息，更易发现血压的异常波动，重复性也较好，故提倡规范进行家庭自测血压。当然，ABPM 也是非常重要的检测手段，能很好地评估 24h 血压变异，但对于季节血压变异，需要进行多次 ABPM，这可能会受限于患者的医疗条件和检测时间。

针对降压药调整而言，首先注意室温调节，避免患者高温下暴露过久，建议秉承小剂量、长效、联合用药的原则，选择以降低收缩压为主的降压药。另外，建议在夏季气温上升前 1 个月开始，增加血压检测频率，根据血压情况，及时调整药物剂量和种类。

65 65~79 岁或 80 岁及以上并存衰弱等老年综合征患者，选择启动降压药的血压水平及控制目标是什么

老年高血压患者降压治疗的时机及目标值：年龄 65~79 岁的老年患者，当血压 ≥ 140/90mmHg 时，应在生活方式干预的同时启动降压药物治疗，血压控制目标为 <140/90mmHg，在能够耐受情况下，将血压降至 130/80mmHg 以下。年龄 ≥ 80 岁者，血压 ≥ 150/90mmHg 时启动降压药物治疗，首先将血压降至 150/90mmHg 以下，若耐受良好可进一步降至 140/90mmHg以下。年龄 ≥ 80 岁或并存衰弱的高血压患者，根据衰弱程度不同，收缩压 ≥ 150/90mmHg 甚至 ≥ 160mmHg 时考虑启动降压药物治疗，收缩压目标值为 <150mmHg，但应避免收缩压 <130mmHg，或根据患者实际情况确定个体化的血压控制目

标。对既往治疗的高血压患者，如果患者年龄到 80 岁对降压治疗耐受性良好，则应继续原治疗方案。

66 老年高血压患者合并多种并发症时，应该如何选择降压方案

对老年高血压共病患者，要根据老年综合评估（年龄、衰弱程度、认知障碍、合并症）的结果制定个体化降压方案。首先，要改善生活方式，如健康膳食、戒烟限酒、保持理想体质量、合理运动、改善睡眠、注意保暖与心理平衡。其次，可予药物治疗，如从小剂量开始应用降压药物并加强监测，根据患者耐受情况逐渐、缓慢地增加治疗强度，直到血压达标。另外，在积极控制血压的同时，还应筛查并控制各种可逆性危险因素（如血脂异常、糖代谢异常、吸烟、肥胖等），同时关注和治疗相关靶器官损害与临床疾病。

常用的降压药都可以作为老年高血压患者的起始用药，其中 CCB 和利尿剂在老年高血压患者的循证证据最多。可根据患者的危险因素、靶器官损害以及合并临床疾病情况优先选择某类降压药物和联合用药。如果伴发糖尿病，可选择 ACEI 或 ARB 等药物；如合并冠心病，可选择 ACEI 或 ARB 和 β 受体阻滞剂；如合并肾脏病，可优先选择 ACEI 或 ARB；单纯收缩期高血压可选择 CCB 或利尿剂。总而言之，对于老年高血压患者来说，血压不能降得过低且不能波动太大。

67 **高龄的高血压患者在降压过程中可能存在脑灌注不足的风险，相较于其他高血压患者，这类人群在调整降压方案前或过程中应该完善哪些评估？降压目标值设置多少较合适**

　　高龄患者由于动脉壁硬化，血管顺应性及弹性降低，压力感受器敏感性下降，所以容易发生高血压且血压极易发生较大波动。同时，这类患者中很多存在心脑血管动脉硬化狭窄的情况，血压波动时可能会发生灌注不足的表现，严重时可出现脑梗死或心肌梗死。因此，这类患者一定要谨遵医嘱，定时、定量服用降压药物，不能擅自换药或停药，以免加重病情。

　　这类患者生活上需要减少钠盐摄入，保持充足的睡眠时间，保持情绪稳定，注意保暖，尽量减少引起血压波动的原因，同时避免引起血压波动的外在因素，如感染、身体疼痛、气候变化等。密切监测不同时间段和不同体位血压。若患者血压出现异常波动或体位血压变异，应进行心功能、肝肾功能、电解质、血脂、血糖、颅内血管、心电图、心脏超声、颈动脉超声等检查，排除潜在病因（如糖尿病、慢性肾病、OSAS、神经系统疾病等）。对体位性低血压、卧位高血压或餐后低血压的患者，要调整降压药物剂型（如体位性低血压合并卧位高血压者，应睡前选择中短效药物而不是长效药物）和给药时间（如餐后低血压患者应避免餐前给药，注意餐后体位）。

至于降压目标值，需结合患者的具体情况进行个体化治疗。一般来说，在患者能耐受的情况下，逐步降压达标，收缩压应逐步控制到 150mmHg 或更高一点，如能耐受，可以进一步降低。

68 老年高血压患者如何将血压控制在 130/80mmHg 以下，并最大限度控制低血压等不良反应的发生

目前的研究表明，老年高血压患者进行更为严格的血压控制可使患者获益更多。非衰弱 65~79 岁的老年患者，初步的降压目标是 140/90mmHg 以下，如可耐受，应降至 130/80mmHg 以下。非衰弱高龄患者的血压控制目标为 150/90mmHg 以下，在耐受性良好的前提下可以尝试更低的血压控制目标。对年龄 ≥ 80 岁患者以及衰弱老年人，建议采取个体化的血压管理策略，由临床医生根据患者耐受性确定适宜的血压控制目标，但应避免收缩压 <130mmHg。

老年高血压患者常见收缩压增高和脉压增大。其降压应该在医生指导下从小剂量开始，平稳降压；强调收缩压达标，逐步降压达标，避免过快、过度降低血压；慎重选药，尽量选用长效制剂；多药联合，逐步达标；因人而异，个体化治疗；不推荐体质衰弱和 ≥ 80 岁患者初始联合治疗；监测立位血压，避免低血压；重视家庭自测血压及 24h 血压监测。

69 老年高血压患者容易发生体位性低血压，对于反复体位性低血压者，特别是对于频繁起夜、独居的体位性低血压患者，是否需要提高血压目标值

老年高血压患者通常血压波动较大，对于反复体位性低血压者，平时应根据患者的身体情况，适当将血压目标值提高。特别是对于夜间容易起床、独居的体位性低血压患者，夜间起床时容易发生头晕甚至晕厥的情况，适当提高血压目标值是必要的。

对于这类患者，在站立时动作要缓慢，站立前先做轻微的四肢活动（睡醒后躺 3~5min，再靠在床上 3~5min，随后双腿下垂在床边坐 3~5min，逐渐过渡到站立位），这样有助于促进静脉血向心脏回流，减少体位性低血压的发生。同时，应尽可能减少长时间卧床，避免洗澡水过热或洗澡时间过长。若因体位性低血压出现症状时，应尽快蹲、坐或躺下，从而有助于维持血压及脑灌注。

对原发性高血压合并体位性低血压的患者，不能单纯追求血压的下降，维持血压稳定更为重要，以提高老年人生活质量及生活自理能力。同时，应注意是否存在体位性低血压伴卧位高血压，这种特殊情况建议调整药物剂型为中短效且睡前服用，避免起床立位时出现血压过低。

70 老年高血压患者合并严重肾功能不全的降压治疗方案是什么？ CCB 类降压药是否需要始终作为基础用药

老年高血压患者合并 CKD 的降压药治疗，要根据尿蛋白水平、肾功能情况、靶器官损害以及并发症制定个体化的治疗方案。

对于这类患者，降压药物首选 RAAS 抑制剂，CKD3~4 期患者初始剂量可减半，合并糖尿病肾病者可用至可耐受最大剂量。需要注意的是，应用时应密切监测血肌酐、血钾及 eGFR，及时调整药物剂量及剂型。严重肾功能不全患者及盐敏感型高血压患者，可推荐应用 CCB。容量负荷过重患者，可推荐应用袢利尿剂。难治性高血压患者，可考虑 α 或 β 受体阻滞剂的联合。

71 老年高血压患者在收缩压明显不达标（如收缩压大于 160mmHg）而舒张压已经明显小于 70mmHg 的情况下，是否维持目前方案不变？老年高血压患者舒张压过低会有哪些风险

老年高血压患者多以单纯收缩压升高为主，舒张压正常甚至偏低，若其舒张压小于 70mmHg 而收缩压明显不达标（如收缩压大于 160mmHg），则需要调整方案，以收缩压达标为治疗目标。非衰弱 65~79 岁的老年患者，初步的降压目标是 140/90mmHg 以下，如可耐受，应降至 130/80mmHg 以下。非衰弱高龄患者的血压控制目标为 150/90mmHg 以下，在耐受性良好的前提下可以尝试更低的血压控制目标。对年龄 ≥ 80 岁患者以及衰弱老年人，建议采取个体化的血压管理策略，由临床医生根据患者耐受性确定适宜的血压控制目标，但应避免收缩压 <130mmHg。

老年高血压患者在积极降压以获得更多临床益处的同时，应谨慎避免舒张压过低所带来的潜在伤害，尤其对于高龄老年人患者，降压治疗须平衡其获益和风险。心脏的血供更多依赖的是舒张期的灌注，如在降压过程中患者舒张压水平过低，则可能影响冠状动脉和大脑供血，严重时可引发心脑血管事件，因此对于高龄老年高血压合并冠心病或衰弱患者的血压控制，舒张压尽量不低于 60mmHg。

72 女性在妊娠的不同阶段（含哺乳期）应如何选用合适的降压药物

（1）妊娠期口服降压药物的选择

①甲基多巴：在妊娠女性中应用广泛，其对于胎儿的长期安全性也已得到证实。但由于甲基多巴是一种温和的降压药，起效慢（3~6h），而且有抑郁及头晕等不良反应的发生风险，所以一般不建议首选。推荐的起始剂量250mg，2~3次/日，最大剂量3000mg/日（分2~4次/日）口服。甲基多巴更适用于应用其他降压药物发生不良反应或不耐受的妊娠女性。

②拉贝洛尔：为 α、β 受体阻滞剂，可用于备孕期及妊娠期各个阶段。该药可更大程度地维持子宫胎盘血流量，比甲基多巴起效快，建议作为妊娠期高血压患者的优选降压药物。用法：100~200mg，2~3次/日，根据血压调整。最大使用剂量2400mg/日。有支气管哮喘、病态窦房结综合征、心传导阻滞未安装起搏器或慢性心力衰竭病史的孕妇禁用。

③硝苯地平：为二氢吡啶类CCB，剂型包括硝苯地平片、硝苯地平缓释片、硝苯地平控释片等。硝苯地平片证据充分，为 Ia 类推荐，硝苯地平缓释片为 IIb 类推荐，可用于备孕期及妊娠期各个阶段，尤其是妊娠中晚期重度高血压。用法：硝苯地平缓释片10~20mg，1次/12h，根据血压调整剂量，最大使用剂量60mg/日。

2. 哺乳期口服降压药物的选择

根据《药物与母乳喂养（第 17 版）》，原则上降压药物应选择进入人类母乳最少的药物。

① β 受体阻滞剂和 α/β 受体阻滞剂：优选拉贝洛尔，美托洛尔和比索洛尔也可以使用，但注意胎儿发育迟缓的问题。

②钙通道阻滞剂：如地尔硫䓬、硝苯地平、尼卡地平和维拉帕米，可接受使用。

③ ACEI：卡托普利、依那普利可用于哺乳女性，但早产儿母亲和新生儿几周内的哺乳期女性不建议使用。另外，目前还没有关于哺乳期女性使用 ARB 类的降压药物的相关资料。

④甲基多巴、肼屈嗪：这两种药物都比较安全。

⑤妊娠期一般不使用利尿剂降压，以防血液浓缩、有效循环血量减少和高凝倾向。不推荐使用阿替洛尔和哌唑嗪。

参考文献

［1］Thomopoulos C, Parati G, Zanchetti A. Effects of blood pressure-lowering treatment on cardiovascular outcomes and mortality: 14 - effects of different classes of antihypertensive drugs in older and younger patients: overview and meta-analysis［J］. J Hypertens, 2018, 36（8）, 1637-1647.

［2］刘靖，卢新政，陈鲁原，等. 中国中青年高血压管理专家共识［J］. 中华高血压杂志，2020，28（4）：316-324.

［3］Hamrahian SM, Falkner B. Approach tohypertension in adolescents and young adults［J］. Curr Cardiol Rep, 2022, 24（2）：131-140.

［4］中国高血压防治指南修订委员会，高血压联盟（中国），中国医疗保健国际交流促进会高血压分会. 中国高血压防治指南（2024 年修订版）［J］.

中华高血压杂志，2024，32（7）：603-700．

［5］葛均波，徐永健，王辰．内科学（第9版）［M］．北京：人民卫生出版社，2018．

［6］中国医疗保健国际交流促进会高血压分会共识专家组．高血压伴无症状高尿酸血症管理中国专家共识［J］．中华高血压杂志，2022，30（11）：1014-1019．

［7］中华医学会，中华医学会临床药学分会，中华医学会杂志社，等．痛风基层合理用药指南［J］．中华全科医师杂志，2021，20（6）：631-638．

［8］中华医学会内分泌学分会．中国高尿酸血症与痛风诊疗指南（2019）［J］．中华内分泌代谢杂志，2020，36（1）：1-13．

［9］中国老年医学学会高血压分会，北京高血压防治协会，国家老年疾病临床医学研究中心（中国人民解放军总医院，首都医科大学宣武医院）．中国老年高血压管理指南2023［J］．中华高血压杂志，2023，31（6）：508-538．

［10］Li H，Hu YJ，Lin H，et al. Hypertension and comorbidities in rural and urban Chinese older people：an epidemiological subanalysis from the SAGE Study［J］．Am J Hypertens，2021，34（2）：183-189．

［11］Onder G，Lattanzio F，Battaglia M，et al. The risk of adverse drug reactions in older patients：beyond drug metabolism［J］．Curr Drug Metab，2011，12（7）：647-651．

［12］中国老年学和老年医学学会心脑血管病专业委员会，中国医师协会心血管内科医师分会．老年高血压的诊断与治疗中国专家共识（2017版）［J］．中华内科杂志，2017，56（11）：885-893．

［13］中国老年医学学会高血压分会，国家老年疾病临床医学研究中心中国老年心血管病防治联盟．中国老年高血压管理指南2019［J］．中国心血管杂志，2019，24（1）：1-23．

［14］中国老年医学学会高血压分会．老年人异常血压波动临床诊疗中国专家共识［J］．中华高血压杂志，2017，25（2）：132-140．

［15］中华医学会妇产科学分会妊娠期高血压疾病学组．妊娠期高血压疾病诊治指南（2020）［J］．中华妇产科杂志，2020，55（4）：227-238．

［16］杨孜，张为远．《妊娠期高血压疾病诊治指南（2020）》解读［J］．中华妇产科杂志，2020，55（6）：425-432．

第八章
高血压合并临床疾病

73 为什么冠心病合并高血压的患者，舒张压不宜控制过低

高血压是冠心病最重要的危险因素之一，而且二者常合并存在。高血压合并冠心病时，心血管死亡风险显著增加。冠心病伴高血压患者血压控制应更严格，并强调要达到目标血压。但值得注意的是，血压对冠心病患者的影响呈 U 型关系，因此并不是血压控制得越低就越好。

在正常情况下，冠状动脉的供血发生在舒张期，因而不建议将舒张压控制过低。当舒张压降至某一水平（J 点）以下时，心肌供血减少，可增加冠心病患者的心脑血管事件发生率。INVEST 研究表明，舒张压的 J 点为 70mmHg，故在降压过程中，勿使舒张压降至 70mmHg 以下。总体而言，根据国内外指南及临床实践，在可耐受的情况下，通常建议冠心病合并高血压患者将血压降至 130/80mmHg 以下，最好舒张压 ≥ 70mmHg。

74 心功能康复治疗运动过程中，为达到目标心率，血压允许临时升高到多少

　　运动时，随着心输出量的增加，收缩压也会相应增加以满足工作肌群增加的摄氧需求，然而在一些个体中表现为收缩压的异常增加，这种现象称为运动高血压反应。目前有关运动高血压反应的血压诊断绝对值尚无统一标准，Framingham 心脏研究将运动高血压定义为男性峰值收缩压 ≥ 210mmHg，女性峰值收缩压 ≥ 190mmHg，这也是目前国际上较为常用的诊断标准。结合临床实践经验，并考虑到运动安全性，建议运动中血压控制在 180/110mmHg 以内。

　　另外，在关注运动中高血压的同时，也应关注运动中低血压反应和血压反应不足。低血压反应是指运动初期收缩压短暂上升继而下降超过 20mmHg，或运动后收缩压持续下降较基线收缩压下降大于 20mmHg。血压反应不足是指整个运动过程中收缩压较基线升高小于 20mmHg。

75 肥厚型梗阻性心肌病合并高血压时的降压策略是什么

　　肥厚型心肌病合并高血压患者给临床医生带来了具有挑战

性的诊断与治疗难题。尽管血管扩张剂是治疗高血压最有效和耐受性良好的药物，但是对于肥厚型心肌病患者，有可能是有害的。对于肥厚型梗阻性心肌病患者，血管扩张剂可通过减少前负荷和后负荷，以及加重左室流出道梗阻而引起心力衰竭、心绞痛或晕厥。对于某些未梗阻的患者，特别是左室小心腔的患者，减少负荷仍可减少心输出量而诱发症状。然而，对于没有严重侵犯左室腔的非梗阻性肥厚型心肌病患者，使用传统意义的血管扩张剂并无不良反应。

根据《2023年欧洲心脏病学会心肌病管理指南》，对于有静息状态或激发试验下左室流出道梗阻的肥厚型心肌病有症状患者，β受体阻滞剂作为首选，滴定到最大耐受剂量（Ib类推荐）；该类患者如果不耐受β受体阻滞剂，可选择维拉帕米（起始剂量40mg，每日3次，至最大剂量480mg/日）或地尔硫䓬（起始剂量60mg，每日3次，至最大剂量360mg/日），滴定到最大剂量（通常400~600mg/日）（Ib类推荐）；丙吡胺可作为联合用药（Ib类推荐）。青光眼患者、前列腺癌患者和服用其他延长QT间期药物（如胺碘酮和索他洛尔）的患者，应避免使用丙吡胺。对于有静息状态或激发试验下左室流出道梗阻的肥厚型心肌病无症状患者，β受体阻滞剂及维拉帕米作为IIb类推荐。

另外，肥厚型心肌病合并左心射血分数下降的心力衰竭患者，可启动"新四联"治疗。

76 急性左心衰时，患者血压较低，如果只能耐受 ACEI 或 ARB 或 ARNI、β 受体阻滞剂、醛固酮受体拮抗剂中的一种，该优先选择哪种

　　针对急性左心衰、患者血压较低时，第一步是选用 β 受体阻滞剂，因为 β 受体阻滞剂是治疗心力衰竭最有效的药物，特别是在减少猝死方面。第二步是在第一步后 1~2 周内添加 ARNI，如果患者的收缩压 <100mmHg，则谨慎的做法是首先评估与低血压相关的耐受性，然后再使用 ARNI。任何低血压效应通常可通过重复给药或调整同时服用的利尿剂的剂量来缓解。第三步是在第二步后 1~2 周内添加盐皮质激素受体拮抗剂（MRA）。对于患有严重低血压的患者，MRA 可能是第二步。脑啡肽酶抑制剂可以降低 ACEI 或 ARB 引起的肾功能不全的风险，并且脑啡肽酶抑制剂和钠 - 葡萄糖协同转运蛋白 2（SGLT-2）抑制剂都可以通过使用 MRA 将高钾血症的风险降至最低。

77 高血压并发急性缺血性脑卒中，若美国国立卫生研究院卒中量表（NIHSS）评分＞5分，何时启动降压治疗？降压目标值如何设定

缺血性脑卒中后 24h 内血压升高的患者应谨慎处理。对于血压持续升高，收缩压 ≥ 200mmHg 或舒张压 ≥ 110mmHg，或伴有严重心功能不全、主动脉夹层、高血压脑病的患者，应予以降压治疗，脑卒中发病后 24h 内血压降低 15% 可能是合理的。急性缺血性脑卒中准备溶栓及桥接血管内取栓者，血压应控制在 180/100mmHg 以下，24h 内降压幅度不应超过 15%。

目前，对缺血性脑卒中急性期降压治疗的时机尚无定论。对于未接受静脉溶栓治疗、收缩压在 140~220mmHg、症状出现 24~48h 内的轻中度缺血性脑卒中患者，早期降压治疗并不能降低 90 日时依赖或死亡的概率。中国急性缺血性脑卒中降压试验（CATIS）的受试者在脑卒中发病 48h 内接受随机分组，干预组在随机化后 24h 内启动降压治疗，和对照组（住院期间无任何抗高血压治疗）相比，两组 14 日或出院时死亡和残疾（mRS ≥ 3）的主要复合终点没有差异。

78 脑卒中有缺血性脑卒中、出血性脑卒中，两者的降压目标都是140/90mmHg，若患者能耐受则可以降至130/80mmHg以下吗

脑卒中可分为缺血性脑卒中和出血性脑卒中，对于血压的管理或血压的目标值需根据患者是缺血性还是出血性脑卒中，疾病阶段处于急性期还是恢复期而定。

对于缺血性脑卒中患者，约70%在急性期存在血压升高，部分患者24h后血压开始自发性下降。由于试验结果存在一定差异，急性缺血性脑卒中患者早期给予降压治疗的时机与降压幅度仍有争议。国内外高血压、脑卒中指南中对于急性缺血性脑卒中降压治疗的时机和目标都不尽相同。但对于急性缺血性脑卒中考虑溶栓的患者，各指南均认为血压过高会增加溶栓后的出血风险，因而建议将血压控制在180/110mmHg以下；对于不考虑溶栓治疗的患者，在发病24h之内的降压治疗应该格外谨慎。国内高血压及脑卒中指南均建议血压持续升高，收缩压≥200mmHg或舒张压≥110mmHg，或伴有严重心功能不全、主动脉夹层、高血压脑病的患者，可予降压治疗。美国AHA/ASA脑卒中指南建议血压≥220/120mmHg或有严重合并症者，24h内将血压降低15%是可以考虑的。

国内指南建议对于自发性脑出血的患者，若收缩压≥

220mmHg，应积极使用静脉降压药物降低血压；若收缩压≥180mmHg，可使用静脉降压药物降压，160/90mmHg 可作为降压的参考目标值。而 AHA/ASA 的脑出血指南则更为积极，建议血压≥150mmHg 时即可降压治疗，并提出将血压控制在 140mmHg 是安全的。对于蛛网膜下腔出血的患者，《中国蛛网膜下腔出血诊治指南》建议，如合并血压升高，应注意监测血压，使收缩压保持 <160mmHg 和平均动脉压 >90mmHg。

未接受过降压治疗的缺血性脑卒中或短暂性脑缺血发作（TIA）患者，发病数天后如符合高血压诊断标准，则应启动降压治疗；对于曾长期接受降压药物治疗的急性脑卒中患者，如无降压治疗禁忌，在发病数天后启动降压治疗；由于颅内大动脉粥样硬化性狭窄（70%~99%）导致的缺血性脑卒中或 TIA 患者，推荐收缩压降至 140mmHg 以下，或舒张压降至 90mmHg 以下；对于高血压合并有颈动脉狭窄、双侧颈动脉狭窄 >70% 者，收缩压 <140mmHg 时的脑卒中风险显著增加，收缩压 >160mmHg 时的脑卒中风险显著减低；单侧颈动脉狭窄 <70% 者，收缩压在 140mmHg 以下可显著降低脑卒中风险。

对于出血性脑卒中患者来说，建议将血压控制在 140/90mmHg 以下。当然对于脑卒中病情稳定尤其是处于恢复期的患者，血压应 <140/90mmHg，如能耐受可 <130/80mmHg。

79 高血压合并认知功能障碍患者，初期和后期血压控制目标是多少

虽然长期队列研究显示降压治疗可降低痴呆风险，但血压控制目标对认知功能的影响仍未完全明确，因此尚不能根据高血压患者的认知功能设立血压控制目标。建议一般高血压合并认知障碍患者，可将血压降至 140/90mmHg 以下，如可耐受则可降至 130/80mmHg 以下。对于存在严重认知功能减退甚至痴呆的独居患者，过于严格的血压控制可能具有潜在的不利影响，宜采取较为宽松的血压控制策略，可将 <150/90mmHg 作为血压的初步控制目标。年龄 ≥ 80 岁的患者，如血压 ≥ 150/90mmHg 以下，应在改善生活方式的同时启动降压药物治疗，将血压降至 150/90mmHg 以下，若耐受良好，则进一步将血压降至 140/90mmHg 以下；如存在衰弱，应根据患者具体情况设立个体化的血压控制目标。注意在启动降压药物治疗后，应更为密切地观察治疗反应，必要时适度下调治疗强度。

80 慢性肾功能不全患者肾功能严重到什么程度时不能使用 ACEI/ARB/ARNI 类药物

ACEI 和 ARB 可以延缓肾功能减退，其主要机制是通过控

制血压，肾小球出球小动脉大于入球小动脉，以及影响一些细胞因子的合成，而达到延缓肾脏疾病进展的作用。ARNI 抑制脑啡肽酶对利钠肽的降解，发挥利尿、利钠和扩张血管、抗交感神经的效应，其血管紧张素受体阻断作用可避免脑啡肽酶被抑制后对 RAAS 的代偿激活，起到协同降压作用。ACEI 在 eGFR ≥ 60ml/（min·1.73m^2）时，按正常推荐剂量；eGFR 在 15~60ml/（min·1.73m^2）时，减量使用；eGFR ≤ 15ml/（min·1.73m^2），不推荐使用。ARB 和 ARNI 对轻度肾功能损害［eGFR 60~90ml/（min·1.73m^2）］者，无须调整剂量；对中度肾功能损害［eGFR 30~60ml/（min·1.73m^2）］者，需减量使用；对重度肾功能损害［eGFR<30ml/（min·1.73m^2）］者，应慎用；对终末期肾病患者，不建议使用。

81 维持性血液透析合并高血压患者有哪些降压药物可以使用

有研究显示，我国透析患者的高血压发病率高达 91.7%。维持性透析患者由于体内液体负荷过多、RAAS 系统及交感系统活性增强、继发性甲状旁腺功能亢进等，常常合并高血压。透析患者除了控制盐、水的摄入，充分透析外，还需要依靠降压药物维持平稳血压。终末期透析患者难治性高血压较多，通常需要多种降压药物联合使用。降压药物包括 CCB、ACEI、ARB、ARNI、β 受体阻滞剂、α 受体阻滞剂以及一些复方降压药物，甚至是非二氢吡啶类 CCB。用药过程中要警惕直立性低血压、透析中低血压。ACEI/ARB/ARNI 要注意高钾血症的不良反应，需监测并及时调整。透析高血压患者易出现血压波动的问题，尤其是围透析期，可以临时选择起效快、作用时间短的药物，如口服硝苯地平片或卡托普利片。

82 高血压合并慢性肾脏病患者的降压药物应如何选择

　　高血压合并慢性肾脏病患者，降压药物首选 RAAS 抑制剂，因为其既可以降低血压，又可以减少尿蛋白，延缓肾功能恶化。如果单一用药血压控制不佳，可以使用 ACEI 或 ARB 联合 CCB（A+C）、ACEI 或 ARB 联合噻嗪类利尿剂（A+D）[eGFR < 30ml/（min·1.73m^2）时使用袢利尿剂]。患者有明显水肿的，优先联合利尿剂，通过利尿可以消除水肿，减轻容量负荷过重。如果两药联合使用血压未能控制，则推荐 ACEI/ARB、CCB、利尿剂联合使用（A+C+D）。如果三药联合仍不能控制血压，在没有禁忌的情况下，推荐加用螺内酯（需警惕高钾血症）、β 受体阻滞剂、α 受体阻滞剂等。当存在心绞痛、心肌梗死后、慢性心力衰竭等特殊临床情况时，推荐在联合用药方案中使用 β 受体阻滞剂。对于合并或不合并糖尿病的 CKD 患者，推荐避免 RAAS 抑制剂与直接肾素抑制剂联合使用。原则上，常用降压药都能互相联用，但不建议 ACEI 与 ARB 联用，因为两者联用并不会带来额外的疗效，反而会增加不良反应。

83 对于合并糖尿病肾病的老年高血压患者，降压药物如何选择？降压目标值为多少

在降压目标方面，根据最新指南及新的循证研究，高血压合并糖尿病患者，血压目标应降至 130/80mmHg 以下；对于 65~79 岁的老年人的降压目标，在能耐受情况下亦可降至 130/80mmHg 以下，尤其是对心血管高危或极高危的患者，更倾向于严格化管理；对于年龄 ≥ 80 岁的衰弱高血压患者，应根据患者实际情况确定个体化的血压控制目标。

在药物选择方面，高血压合并糖尿病患者，应优先选择以 ACEI 或 ARB 为基础的降压方案。根据新的指南和循证证据，新型降压药 ARNI 也可以作为高血压合并糖尿病患者的降压药物，若单药血压控制不达标，则可以再联合 CCB 等其他类型的药物。

84 高血压合并糖尿病患者的降压目标定为 130/80mmHg，是否意味着糖尿病患者从 130/80mmHg 开始启动降压药物治疗

糖尿病患者的血压 ≥ 120/80mmHg 时，应开始生活方式干预以预防高血压的发生；如血压 ≥ 140/90mmHg，在生

活方式干预的基础上可考虑启动降压药物治疗；当血压≥160/100mmHg 或高于目标值 20/10mmHg 时，应立即启动降压药物治疗，并推荐联合治疗方案。

尽管多项随机对照试验证实降低血压可使伴有血压升高的糖尿病患者获益，但对于血压正常高值的糖尿病患者，药物降压是否对心血管有保护作用尚缺乏研究证据。针对此问题的 IMPACT 研究尚在进行中。当前，不同高血压指南对此仍有争议，美国 ACC/AHA 高血压指南建议糖尿病患者应在 130/80mmHg 开始进行降压药物治疗，欧洲及中国高血压指南建议心血管风险高危或很高危的正常高值血压患者可以开始降压药物治疗，低危或中危者则进行生活方式干预。

85 糖尿病合并正常高值血压或 1 级高血压患者，控制血压是否可选用 SGLT-2 抑制剂

研究表明，SGLT-2 抑制剂可使收缩压降低 3~5mmHg，使舒张压降低 2~3mmHg，因此为实现血压达标，SGLT-2 抑制剂往往还需要联合降压药物。

对于血压为正常高值或 1 级高血压的糖尿病患者，在降糖药物应用方面，SGLT-2 抑制剂具有独特的优势，应该更为积极地应用。其理由有三：一是此类药物具有可靠的降糖作用；二是此类药物还具有一定的降压作用；三是此类药物能够显著降低糖尿病患者心脑血管事件的发生率，延缓终末期肾病（ESRD）的进展。

86 高血压合并糖尿病患者，降糖是否有助于血压控制

高血压和糖尿病具有共同的致病机制，易合并多种代谢性疾病。目前研究显示，一些降糖药物能在降低血糖的同时，改善胰岛素抵抗、水钠潴留、减轻体重等，并有一定的降压作用。如 RCT 研究证实降糖药物 SGLT-2 抑制剂与胰高血糖素样肽 1（GLP-1）受体激动剂在降低血糖的同时能够有效降低血压。除药物治疗外，还要采用健康的生活方式、控制体重等，这不仅可以有利于控制血糖，同时也对血压、血脂等代谢性指标均有改善作用。

参考文献

[1] Ettehad D, Emdin CA, Kiran A, et al. Blood pressure lowering for prevention of cardiovascular disease and death: a systematic review and meta-analysis [J]. Lancet, 2016, 387（10022）: 957-967.

[2] Kim D, Ha JW. Hypertensive response to exercise: mechanisms and clinical implication [J]. Clin Hypertens, 2016, 22: 17.

[3] Schultz MG, Hare JL, Marwick TH, et al. Masked hypertension is "unmasked" by low-intensity exercise blood pressure [J]. Blood Press, 2011, 20（5）: 284-289.

[4] Arbelo E, Protonotarios A, Gimeno JR, et al. 2023 ESC Guidelines for the management of cardiomyopathies [J]. Eurheart J, 2023, 44（37）: 3503-3626.

［5］陈灏珠，何梅先，魏盟，等．实用心脏病学第五版［M］．上海：上海科学技术出版社，2016．

［6］McMurray JJV, Packer M. How should we sequence the treatments for heart failure and a reduced ejection fraction?: A redefinition of evidence-based medicine［J］. Circulation, 2021, 143（9）：875-877.

［7］中华医学会神经病学分会，中华医学会神经病学分会脑血管病学组．中国急性缺血性卒中诊治指南2018［J］．中华神经科杂志，2018，51（9）：666-682．

［8］Liu L, Xie X, Pan Y, et al. Early versus delayed antihypertensive treatment in patients with acute ischaemic stroke: multicentre, open label, randomised, controlled trial［J］. BMJ, 2023, 383: e076448.

［9］He J, Zhang Y, Xu T, et al. Effects of immediate blood pressure reduction on death and major disability in patients with acute ischemic stroke: the CATIS randomized clinical trial［J］. JAMA, 2014, 311（5）：479-489.

［10］《临床医学研究与实践》编辑部．急性缺血性卒中血管内治疗中国指南2018［J］．临床医学研究与实践，2018，3（21）：封3．

［11］中国卒中学会科学声明专家组．急性缺血性卒中静脉溶栓中国卒中学会科学声明［J］．中国卒中杂志，2017，12（3）：267-284．

［12］Furie KL, Jayaraman MV. 2018 Guidelines for the early management of patients with acute ischemic stroke［J］. Stroke, 2018, 49（3）：509-510.

［13］中国老年医学学会，中国老年医学学会高血压分会，中国老年医学学会认知障碍分会，等．老年高血压合并认知障碍诊疗中国专家共识(2021版)［J］．中国心血管杂志，2021，26（2）：101-111．

［14］中华医学会肾脏病学分会专家组．中国慢性肾脏病患者高血压管理指南（2023年版）［J］．中华肾脏病杂志，2023，39（1）：48-80．

［15］中国老年医学学会高血压分会，北京高血压防治协会，国家老年

疾病临床医学研究中心（中国人民解放军总医院，首都医科大学宣武医院）.中国老年高血压管理指南 2023［J］. 中华高血压杂志，2023，31（6）：508-538.

［16］中华医学会内分泌学分会. 中国糖尿病患者血压管理的专家共识［J］. 中华内分泌代谢杂志，2012，28（8）：614-618.

［17］中国高血压防治指南修订委员会，高血压联盟（中国），中国医疗保健国际交流促进会高血压分会. 中国高血压防治指南(2024 年修订版)［J］.中华高血压杂志，2024，32（7）：603-700.

［18］Heerspink HJL，Stefansson BV，Chertow GM，et al. Rationale and protocol of the Dapagliflozin and prevention of adverse outcomes in chronic kidney disease（DAPA-CKD）randomized controlled trial［J］. Nephrol Dial Transplant，2020，35（2）：274-282.

［19］Tikkanen I，Chilton R，Johansen OE. Potential role of sodium glucose cotransporter 2 inhibitors in the treatment of hypertension［J］. Curr Opin Nephrol Hypertens，2016，25（2）：81-86.

第九章
难治性高血压与继发性高血压

87 难治性高血压如何诊断？需要做什么检查？如何干预患者的生活方式

在改善生活方式的基础上，应用可耐受的足够剂量且合理的 3 种降压药物（包括一种噻嗪类利尿剂）至少治疗 4 周后，诊室和诊室外（包括家庭自测血压或 ABPM）血压值仍在目标水平之上，或至少需要 4 种药物才能使血压达标，称为难治性高血压。

诊断难治性高血压前，首先需配合采用诊室外血压测量（家庭自测血压及 ABPM）以排除白大衣性高血压及隐蔽性高血压。同时，寻找影响血压控制不良的原因和并存的疾病因素。除了评估患者的依从性、降压药物使用的合理性、是否应用了拮抗降压的药物、有无不良生活方式或肥胖、有无容量负荷过重（利尿剂治疗不充分、高盐摄入、进展性肾功能不全）外，还应通过完善生化等检查评估并存疾病情况，如糖尿病、血脂异常、慢性疼痛以及长期失眠、焦虑等。

排除上述因素后，应考虑启动继发性高血压的筛查，包括肾脏疾病(肾实质性高血压、肾血管性高血压)、内分泌疾病(原发性醛固酮增多症、嗜铬细胞瘤或副神经节瘤、库欣综合征、甲状腺功能亢进症等)、心血管病变（主动脉瓣关闭不全、主动脉狭窄等）及 OSAS 等。

对于难治性高血压患者，应进行持续的治疗性生活方式改变，主要包括以下几方面。

①减重：在超重和肥胖的成年人中降低 5%~10% 的体重；努力将 BMI 控制在 $24kg/m^2$ 以下。

②限盐：氯化钠摄入量控制在每天 5g 以下。

③合理膳食：DASH 饮食（又称终止高血压膳食疗法，是一种通过增加蔬菜、水果、鱼和低脂食物摄入，减少红肉、饱和脂肪酸和甜食摄入而进行高血压防治的膳食模式）和中国心脏健康饮食及辣膳食。

④限酒：酒精每天控制在 10g 以下（女性）和 20g 以下（男性），或酒精饮量每天控制在 15g 以下。

⑤运动：每周至少 5 天，每天至少 30min 的中等强度运动，以有氧运动为主，无氧运动作为补充。

⑥减轻心理压力和改善睡眠：保证每天 7~9h 的睡眠时间。

⑦减轻环境诱因：避免寒冷、噪音、空气污染等影响因素。

88 难治性高血压患者可使用的降压药物有哪些

难治性高血压患者应采用可耐受的足量、长效降压药物控制血压，从改善依从性出发，可采用单片复方制剂作为难治性高血压的治疗。推荐采用优化的药物联合方案，即 A（ARB/ACEI/ARNI）+C（CCB）+D（利尿剂）或 A+C+B（β 受体阻滞剂）+D，以及最大可耐受的治疗剂量，血压不达标患者可考虑加用螺内酯（监测肾功能、血钾）、β 受体阻滞剂、α 受体阻滞剂、复方利血平氨苯蝶啶片及其他中枢神经系统拮抗药物。

除了上述的用药建议，相关研究为难治性高血压的药物治疗提供了较多的其他药物选择，有助于更好地控制患者血压。对伴有糖尿病及慢性肾脏病的难治性高血压患者，如无禁忌证，可考虑加用 SGLT-2 抑制剂，对肥胖者可加用 GLP-1 受体激动剂。第二代抗醛固酮受体拮抗剂依普利酮的活性是螺内酯的 2 倍，且不良反应较小，故使用螺内酯后出现不良反应的患者可选择依普利酮。

89 如何筛查 OSAS？后续需要完善哪些检查？如何管理

目前不建议在无症状的普通人群中进行 OSAS 筛查，但对不明原因的白天嗜睡、难治性高血压患者及具有 OSAS 危险因素的患者，应进行 OSAS 的诊断和评估。

（1）OSAS 的危险因素

①肥胖：BMI 超过标准值 20% 或以上（BMI ≥ 28kg/m^2）。
②年龄：成年后随年龄增长，患病率会增加，女性绝经期

后的患病率会增加。

③性别：男性多于女性，但绝经后女性与男性无显著性差异。

④上气道解剖异常：如鼻腔阻塞（鼻中隔偏曲、鼻甲肥大、鼻息肉及鼻部肿瘤等）、Ⅱ度以上扁桃体肥大、软腭松弛、悬雍垂过长或过粗、咽腔狭窄、咽部肿瘤、咽腔黏膜肥厚、舌体肥大、舌根后坠、下颌后缩及小颌畸形等。

⑤具有 OSAS 家族史。

⑥长期大量饮酒和（或）服用镇静、催眠或肌肉松弛类药物。

⑦长期吸烟可加重 OSAS。

⑧其他相关疾病：如甲状腺功能减退症、肢端肥大症、声带麻痹、胃食管反流、神经肌肉疾病等。

（2）OSAS 的简易诊断方法和标准

此法适用于缺乏专门诊断仪器的基层单位，主要根据病史、体检、血氧饱和度（SpO_2）监测等，其诊断标准如下。

①至少具有 2 项主要危险因素，尤其是表现为肥胖、颈粗短或小颌或下颌后缩、咽腔狭窄或扁桃体Ⅱ度肥大、悬雍垂肥大，或甲状腺功能减退症、肢端肥大症，或神经系统明显异常。

②打鼾、夜间呼吸不规律或有屏气和憋醒表现（观察时间应 ≥ 15min）。

③夜间睡眠节律紊乱，特别是频繁觉醒。

④白天嗜睡（Epworth 嗜睡量表评分 >9 分）。

⑤ SpO_2：监测趋势图可见典型变化、氧减指数（ODI）>10 次 / 小时。

⑥引起 1 个及以上重要器官损害。

符合以上 6 条者即可做出初步诊断，有条件的单位可进一步进行多导睡眠监测（PSG）或便携式诊断仪（PM）监测。

90 OSAS 患者诊断高血压后，临床常采用哪些治疗方式？持续气道正压通气（CPAP）治疗的耐受性和疗效如何？使用 CPAP 联合降压药物治疗的主要考量因素是什么？首选的降压药物有哪些

（1）OSAS 患者一般治疗的推荐意见

①推荐对所有超重患者（BMI ≥ 23kg/m²），应鼓励其减重；肥胖患者根据不同病情，减重方法可分为非手术治疗和手术治疗。

②推荐 OSAS 患者戒烟、戒酒，慎用镇静催眠药物及其他可引起或加重 OSAS 的药物。

③建议体位治疗，包括侧卧位睡眠、适当抬高床头。

④建议避免日间过度劳累，避免睡眠剥夺。

（2）无创气道正压通气治疗的推荐意见

① CPAP 为一线治疗手段，包括合并心功能不全者。

②全自动 CPAP 适用于 CPAP 不耐受、饮酒后 OSAS、体位及睡眠时相相关 OSAS、体质量增减显著等患者。

③双水平气道正压通气（BiPAP）适用于 CPAP 治疗压力超过 15cmH$_2$O（1cmH$_2$O=0.098kPa）、不能耐受 CPAP 者以及合并中枢性睡眠呼吸暂停或肺泡低通气疾病（如慢性阻塞性肺疾病、神经肌肉疾病及肥胖低通气综合征）者。

另外，OSAS 患者降压首选 ACEI 或 ARB 联合 CCB 或利尿剂治疗，不常规推荐 β 受体阻滞剂，难治性高血压患者推荐服用螺内酯。

91 肥胖人群合并高血压是否需要常规进行多导睡眠监测，以明确是否存在 OSAS？有哪些具体治疗措施

目前我国高血压的发病率越来越高，肥胖是高血压的重要危险因素之一，肥胖人群除容易患糖尿病、高脂血症外，也是 OSAS 的高危人群。对肥胖合并高血压人群常规进行睡眠呼吸监测，可以及时发现 OSAS，因为对于肥胖合并高血压患者，OSAS 是其最常见的高血压病因。其治疗主要包括以下几方面。

①首先要进行生活方式干预，如控制饮食、适当运动、戒烟戒酒等。

②如果睡眠呼吸暂停低通气指数（AHI）大于 15，鼻咽部无阻塞时，建议 CPAP。当存在严重鼻甲肥大、鼻中隔偏曲、鼻息肉或鼻咽腔其他显著解剖异常者，可以考虑手术治疗（少数患者）。

③当 BMI $> 35kg/m^2$，改善生活方式后减重效果不佳时，建议考虑减肥手术。

92 合并高尿酸血症、痛风的难治性高血压患者如何选择降压药？如 CCB 不耐受，伴有牙龈增生、下肢水肿，应如何调整降压药

高血压合并高尿酸血症、痛风的患者，在肾功能能耐受的情况下，首选具有降低尿酸作用的 ARB 类药物进行降压治疗，然后可以选择 CCB 类药物，同一时间要避免使用利尿剂，以防尿酸的进一步升高，引起痛风发作。如果遇到难治性高血压，单用 ARB 血压控制不佳，可以联合 CCB 进行降压治疗；如遇到服用 CCB 不耐受，伴牙龈增生、下肢水肿的患者，可通过调整 ARB 剂量，或联用 β 受体阻滞剂、α 受体阻滞剂等方式进行联合降压治疗。

93 对于初诊考虑继发性高血压的患者，血压水平较高需要降压处理，这类患者在初始降压方案选择上要注意什么，以避免后续筛查病因不会受药物使用的影响

多种疾病或原因均可导致高血压。一项纳入 402371 例中国继发性高血压住院患者的研究显示，继发性高血压中肾脏疾病排第一位（超过 50%），第二位为 OSAS（约占 25%）。原发性醛固酮增多症（PA）在所有的内分泌性疾病中最多见。其中，血浆醛固酮肾素比值（ARR）可作为 PA 的初筛手段，也是目前国内外指南比较公认的高血压患者筛查 PA 的一个重要手段。

但是，ARR 的检测结果受体位、测定时间、降压药物、血钾水平、钠摄入、肾脏功能、年龄、性别、月经周期、避孕药、抗抑郁药及检测方法等多种因素的影响。检测前应停用对 ARR 产生影响的降压药物至少 2~6 周（如 ACEI/RAB、β 受体阻滞剂、利尿剂等），血压水平较高需要降压处理时可给予对 ARR 影响较少的 α 受体阻滞剂（如多沙唑嗪、特拉唑嗪）及非二氢吡啶类 CCB（如维拉帕米缓释片），这两类药物可分别单独使用或联合降压。但需要注意的是，使用药物前应完善心电图、血钾检测；从小剂量起始，严密监测血压、心率和心律，防止体位性低血压、心律失常等。

94 什么是药物相关性高血压？可引起血压升高的药物主要有哪些？如何处理

药物相关性高血压是指常规剂量的药物本身或该药物与其他药物之间发生相互作用而引起血压升高，当血压 > 140/90mmHg 时即考虑为药物性高血压。

可引起血压升高的药物主要包括非甾体类药物、抗组胺类药物、甲状腺激素、抗抑郁药物、口服避孕药物、抗肿瘤药物和儿茶酚胺类药物等。

对于明确诊断为药物诱发高血压的患者，可暂停口服该类药物，多数患者停用药物后血压可恢复正常。若必须使用该类药物时，可小剂量应用该药物或使用对血压影响较小的其他同类药物。药物引起血压升高幅度较大，停药后患者仍出现头痛、头晕等不适症状者，可考虑加用降压药物。对于无法停用该类药物的患者，则需考虑联合降压药物治疗。对于本身为难治性高血压患者，应尽量避免使用升高血压的药物。

参考文献

［1］中国高血压防治指南修订委员会，高血压联盟（中国），中国医疗保健国际交流促进会高血压分会．中国高血压防治指南（2024年修订版）［J］．中华高血压杂志，2024，32（7）：603-700．

［2］Mulatero P，Monticone S，Deinum J，et al．Genetics，prevalence，screening and confirmation of primary aldosteronism：a position statement and consensus of the Working Group on Endocrine Hypertension of The European Society of Hypertension［J］．J Hypertens，2020，38（10）：1919-1928．

［3］高血压患者药物治疗管理路径编写委员会．高血压患者药物治疗管理路径专家共识［J］．临床药物治疗杂志，2022，20（1）：1-24．

［4］中国医师协会睡眠医学专业委员会．成人阻塞性睡眠呼吸暂停多学科诊疗指南［J］．中华医学杂志，2018，98（24）：1902-1914．

［5］Bottini P，Taranto-Montemurro L，Novali M，et al．Effects of CPAP on systemic hypertension in OSAH：a monocentric，observational，cohort study［J］．Respir Med，2012，106（9）：1329-1334．

［6］Yang X，Niu X，Xiao Y，et al．MiRNA expression profiles in healthy OSAHS and OSAHS with arterial hypertension：potential diagnostic and early warning markers［J］．Respir Res，2018，19（1）：194．

［7］中华医学会心血管病学分会高血压学组．肥胖相关性高血压管理的中国专家共识［J］．中华心血管病杂志，2016，44（3）：212-219．

［8］中国医疗保健国际交流促进会高血压分会共识专家组．高血压伴无症状高尿酸血症管理中国专家共识［J］．中华高血压杂志，2022，30（11）：1014-1019．

［9］孙英贤，赵连友，陈晓平，等．血管紧张素转换酶抑制药/血管紧张素受体阻滞药联合钙通道阻滞剂单片复方制剂治疗原发性高血压中国专家

共识［J］.中华高血压杂志,2022,30（7）:610-619.

［10］中国中医药研究促进会中西医结合心血管病预防与康复专业委员会高血压专家委员会,北京高血压防治协会,中国高血压联盟,等.特殊类型高血压临床诊治要点专家建议［J］.中国全科医学,2020,23（10）:1202-1228.

［11］中国医药教育协会心血管内科专业委员会,中国医师协会高血压专业委员会,中华医学会心血管病学分会高血压学组.中国继发性高血压临床筛查多学科专家共识（2023）［J］.心脑血管病防治,2023,23（1）:1-24.

［12］Spence JD, Grosser T, FitzGerald GA. Acetaminophen, nonsteroidal anti-inflammatory drugs, and hypertension［J］. Hypertension, 2022, 79（9）: 1922-1926.

［13］Lee J, Jeong H, Yoon JH, et al. Association between past oral contraceptive use and the prevalence of hypertension in postmenopausal women: the fifth（2010-2012）Korea National Health and Nutrition Examination Survey（KNHANES V）［J］. BMC Public Health, 2022, 22（1）: 27.

第十章
高血压患者危险因素管理及随访

95 高血压患者需要降脂治疗吗？应如何规范血脂管理

高血压是动脉粥样硬化的重要危险因素，高血压患者动脉内皮细胞功能障碍及内膜增厚均可加速动脉粥样硬化的发生和发展。在一级预防中，高血压患者的降脂目标需要根据评估的动脉粥样硬化心血管疾病（ASCVD）风险确定。多数单用他汀类或联合非他汀类降脂药物的二级预防研究人群中，均含有不同比例的高血压患者，并均能从强化降脂中显著获益。

因此，高血压患者在控制血压的同时，应进行 ASCVD 风险评估，根据危险分层，确定高血压个体相应的低密度脂蛋白胆固醇（LDL-C）目标值，予以积极降脂治疗。

96 高血压患者如何进行心率管理

对于高血压患者，静息心率大于 80 次 / 分会增加心血管事件风险，因此指南建议此类人群的心率应控制在 60~75 次 / 分。高血压患者应控制血压达标，在降压治疗的同时兼顾心率达标。首先，应纠正心率增快的生理及药物诱发因素，放平心态，保持情绪稳定，戒烟戒酒，避免久坐、大量饮用咖啡和浓茶等；其次，应适当进行体育锻炼和有氧运动，控制体重，提高身体素质和运动耐力；同时，每天食盐摄入量应不超过 6g；最后，应积极治疗心血管疾病或全身性原发疾病。

美托洛尔和比索洛尔等 β 受体阻滞剂可以在减慢心率的同时降低血压，是优先推荐的药物，如果不能耐受 β 受体阻滞剂，也可以选择缓释的钙通道阻滞剂，如维拉帕米缓释片和地尔硫䓬缓释胶囊。如果高血压伴心力衰竭或冠心病患者不能耐受前两种药物，可选择伊伐布雷定，其可以减慢心率，但对血压基本无影响。如果伴有心功能不全，尤其是收缩功能不全的患者，可考虑给予洋地黄类药物控制心率。如果合并其他类型的心率失常如房颤，则在充分抗凝的基础上，可给予普罗帕酮或胺碘酮维持正常心率；若合并室性过早搏动（简称早搏），可使用莫雷西嗪或美西律控制室性早搏的发生。

97 清晨血压后期随访中，如何保证清晨随访及准确率

清晨血压指清晨醒后 1h 内、服药前、早餐前的家庭血压测量结果或动态血压记录的起床后 2h 或早晨 6：00~10：00 间的血压。清晨血压可通过家庭血压监测、24h ABPM 以及诊室血压测量手段获取，操作简便易行，可在临床工作中广泛使用。清晨血压在一定范围的升高属生理现象，但如果家庭血压测量或 ABPM 清晨血压 ≥ 135/85mmHg 和（或）诊室血压 ≥ 140/90mmHg，即为清晨高血压。清晨高血压与心脑血管事件密切相关，清晨血压过度升高可能是清晨时段心血管事件发生率显著升高的主要原因。

清晨血压管理首先要从清晨血压的监测评估入手，通过监测清晨血压了解清晨血压的控制情况，评估降压治疗效果。因此，所有高血压患者都应常规进行清晨血压的监测与评估。对于高血压易患人群，也应进行清晨血压筛查。家庭血压监测、24h ABPM 以及诊室血压测量都可用于对清晨血压进行监测和评估，但各有优缺点。有机结合使用上述 3 种测量方法，可以在空间和时间两个维度更全面地了解清晨血压和 24h 血压的控制情况。其中家庭血压监测可经常甚至每天进行，因此是观察降压治疗过程中清晨血压控制情况的最佳方法。

98 高血压患者除了做好家庭血压监测外，一般每年还需要做哪些相关检查

高血压一旦发生，就需要终生管理。有效的管理是预防高血压患者发生严重的心脑血管疾病等并发症的关键。高血压患者除了做好家庭血压监测外，还应做好长期随访管理。血压达标患者，至少每 3 个月接受社区随访 1 次；血压未达标患者，2~4 周随访 1 次。对于高血压患者而言，所有患者每年应进行一次年度评估，除了进行常规体格检查外，每年至少测量 1 次体重和腰围。同时，每年应进行必要的辅助检查，包括血常规、尿常规、生化（肌酐、尿酸、丙氨酸氨基转移酶、血钾、血钠、血氯、血糖、血脂）、心电图等，有条件者可选做 ABPM、超声心动图、颈动脉超声、尿白蛋白 / 肌酐、X 线胸片、眼底检查等。

99 为了提高患者对高血压的认识和重视程度以及服药的依从性，有哪些简便易行又切实有效的宣教方法

我国高血压的患病率在逐年攀升，控制率却处在较低水平。药物治疗依从性是影响血压控制的重要因素，也是全球高血压管理面临的挑战。

对于高血压患者及其家庭成员，可以通过知识灌输和行为训练的方法进行宣教。具体教育形式有开展口头健康教育；举办专题讲座、健康大讲堂、健康咨询；利用健康教育橱窗、板报、展板，或各种文字印刷材料如传单、宣传册、折页、科普读物、报刊等，进行宣传教育；推行健康教育处；举办展览；利用电子设备播放卫生科普宣传片；通过移动新媒体科普视频进行传播。

100 如何提高高血压患者对降压治疗的依从性

为提高高血压患者的药物依从性，医生可以从以下几方面入手。

①加强医患沟通，通过口头教育、宣传册、视频等多种方式向患者传达健康知识。

②持续随访和监测患者，评估服药依从性，并提供反馈。

③基层医务工作者为患者提供降压药治疗方案，促进患者健康。

④临床药师或护士提供用药提醒和个性化教育。

⑤简化治疗方案，优先选择单片复方制剂和起始联合治疗。

⑥多学科协同诊疗，制定科学合理的治疗方案。

通过以上措施，可以提高患者对降压治疗的依从性，改善治疗效果。

参考文献

［1］中国血脂管理指南修订联合专家委员会．中国血脂管理指南（2023年）［J］．中华心血管病杂志，2023，51（3）：221-255．

［2］陈源源，王增武，李建军，等．高血压患者血压血脂综合管理中国专家共识［J］．中华高血压杂志，2019，27（7）：605-614．

［3］高血压心率管理多学科共识组．中国高血压患者心率管理多学科专家共识（2021年版）［J］．中国医学前沿杂志（电子版），2021，13（4）：38-48．

［4］国家心血管病中心国家基本公共卫生服务项目基层高血压管理办公室，国家基层高血压管理专家委员会．国家基层高血压防治管理指南2020版［J］．中国循环杂志，2021，36（3）：209-220．

［5］吴兆苏，霍勇，王文，等．中国高血压患者教育指南［J］．中国医学前沿杂志（电子版），2014（3）：78-110．

［6］高血压药物治疗依从性共识修订联合专家委员会．提高高血压患者药物治疗依从性和改善血压控制中国专家共识［J］．中华高血压杂志，2024，32（3）：205-213．

［7］吴兆苏，霍勇，王文，等．中国高血压患者教育指南［J］．中国医学前沿杂志（电子版），2014（3）：78-110．

鸣　谢

　　《高血压指南临床实践100问》是一本高血压管理问答合集，书中的问题筛选、内容编写和审校过程得到了来自全国的204位年轻医生和96名高血压相关专家的帮助和支持，该书的每一字、每一句、每一个观点均源自他们的临床，是他们智慧的凝结，值此书籍出版之际，一并向大家致以衷心的感谢。

扫码查看参与者名单